Nursing
BUSiNESS
チームケア時代を拓く
看護マネジメント力UPマガジン
2024年秋季増刊

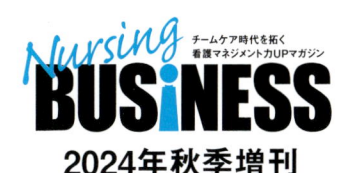

看護管理者必携

いざというときに
慌てない

適時調査・立入検査

対策マニュアル

ルールを正しく理解して、
よりよい病院運営につなげる！

［編］ナーシングビジネス編集室

JN208510

MC メディカ出版

はじめに

　適正な保険診療が行われるよう、医療機関には行政からのさまざまな介入や指導が行われます。近年では新型コロナウイルス感染症の流行に伴い、適時調査がしばらく見合わせになるなど、イレギュラーな対応もありました。

　本増刊は、「適時調査」と「立入検査」について、看護管理者が押さえておきたい基礎的知識と対応策について学べる1冊として企画しました。

　まず第1章では、適時調査および立入検査の目的や実施状況、調査・検査の流れについて解説いただきました。また、混同されやすい「指導」「監査」との違いについてや、適時調査にまつわる現場で陥りやすい考え方とルールの落とし穴についても紹介しています。

　第2章、第3章では、適時調査および立入検査における準備と対策について、看護部門が押さえておきたいポイントに特化して解説いただきました。くわえて、調査当日の対応や指摘事項への対応、日常での注意事項についても触れました。また、実際に適時調査や立入検査に対応した際の体験談を踏まえ、指摘事項に対するその後の取り組みについても紹介いただいています。

　適時調査や立入検査は、ルールをきちんと理解していれば、過度に恐れる必要はありません。本書がよりよい病院運営のための一助になれば幸いです。

　2024年10月

ナーシングビジネス編集室

ナーシングビジネス **2024 年秋季増刊**

CONTENTS

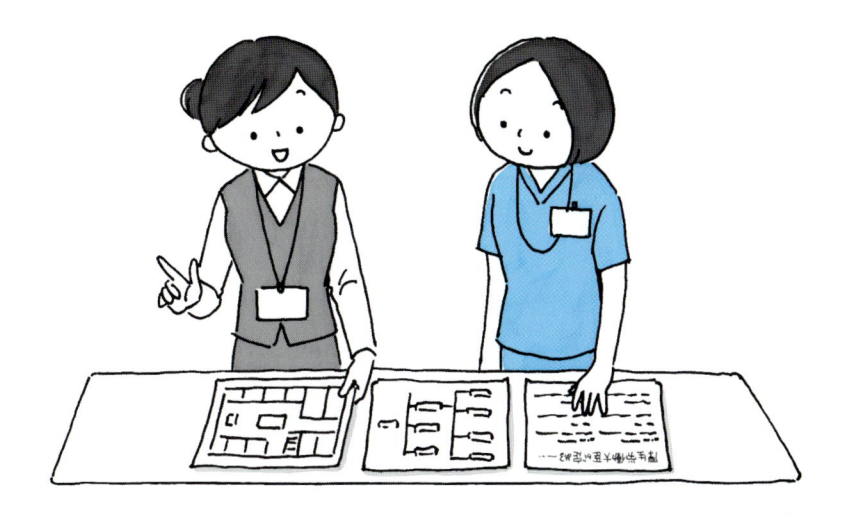

執筆者一覧

著者(掲載順)

竹田　和行
株式会社施設基準総合研究所　代表取締役 ……………………………………………………………【第1章】

伊藤　智美
社会医療法人仁愛会 浦添総合病院
理事 兼 病院長補佐 兼 看護師確保・定着促進室長 ………………………【第2章-1〜4、第3章-1〜3】

髙須久美子
社会医療法人美杉会グループ　理事・特任総看護部長 兼 看護部教育部長 ………………………【第2章-5】

中島美代子
京都大原記念病院グループ　看護介護部長 ………………………………………………………【第3章-4】

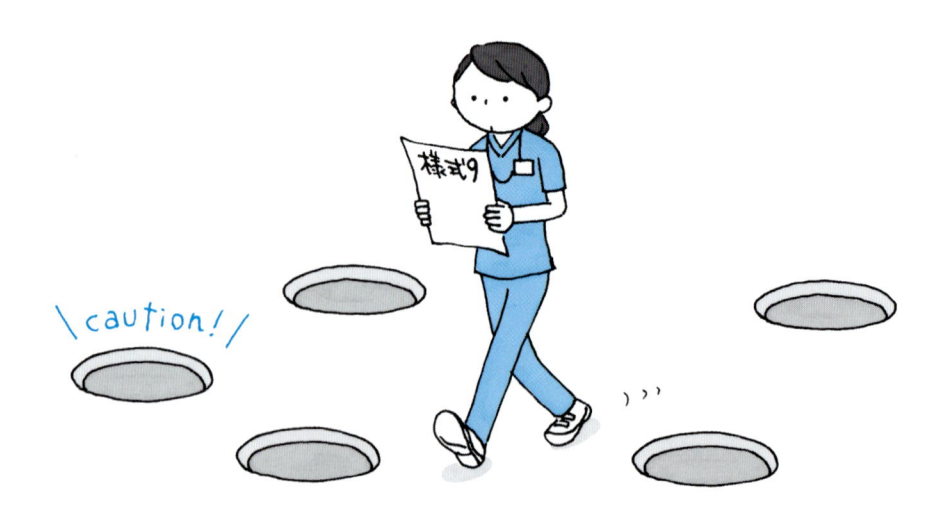

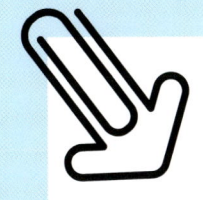

第 1 章

「適時調査」「立入検査」
「指導」「監査」の
定義と違いを理解する

1 適時調査とは

株式会社施設基準総合研究所 代表取締役
竹田 和行

- 適時調査とは、厚生（支）局が、保険医療機関等に対して届出された施設基準の要件を満たしているか実地調査を行うこと
- 各厚生（支）局管轄内において対象となる病院数が300以上の都道府県は3年に1度、150以上300未満は2年に1度、150未満は1年に1度を目途として行われる
- 調査は厚生労働省ウェブサイト掲載の「調査書」に沿って行われる
- 普段から「自己点検」を正確に綿密に実施し、施設基準の実態の適否を確認することが大切

● 適時調査の根拠

それぞれの施設基準の通知[1]には「適時調査を行う」と明記されています。例として、基本診療料の通知内容の該当部分を取り上げます。

> 「基本診療料の施設基準等及びその届出に関する手続きの取扱いについて」（保医発0305第5号／令和6年3月5日）
> 第3　届出受理後の措置等

> 3　届出を受理した保険医療機関については、適時調査を行い
> （原則として年1回、受理後6カ月以内を目途）、届出の内
> 容と異なる事情等がある場合には、届出の受理の変更を行
> うなど運用の適正を期するものであること。

　また、厚生労働省保険局医療課が定めた『適時調査実施要領』
（以下、要領）[2] にも、次のように記載されています。

> 適時調査実施要領
> II 1（2）①
> 臨場による適時調査における保険医療機関等については、当分
> の間、原則「医科（病院）」を対象とする。

　これらが適時調査が実施される根拠となります。

● 適時調査の実施主体

　適時調査は各厚生局が実施します。厚生局の組織としては全国を
8ブロックに分けて、7つの局と1つの支局から構成されていま
す。また、各都府県にはそれぞれ事務所が開設（厚生〔支〕局の所在
地の8道府県については事務所は設置されず、厚生〔支〕局内に「指
導監査課」〔北海道は「医療課」〕が設置され、各事務所と同等の組
織・権限を有している）されており、各々において都道府県内を管
轄し、管轄内の病院などに対して適時調査を実施しています。

適時調査の実施頻度

　適時調査は、「要領」[2] に基づき実施されます。実施頻度は、前出の施設基準の通知や要領で、施設基準の届出を受理した病院に対して、原則、年1回実施することとなっています。なお、厚生（支）局における組織の状況などが考慮され、各管轄内において対象となる病院数 300 施設以上の都道府県においては 3 年に 1 度、150 施設以上 300 施設未満の府県においては 2 年に 1 度を目途として行うこととされています。新規に施設基準の届出を受理した場合には、受理後 6 カ月以内を目途に別途実施されることもあります。また、実施される間隔は、前回の実施から起算してぴったり 1 年後、2 年後、3 年後となるわけではなく、1 年に 1 度とは前回の実施から 23 カ月以内、2 年に 1 度とは同 35 カ月以内、3 年に 1 度とは同 47 カ月以内がおおむねの目安とされており、この期間内において毎年の計画に沿って実施されます。新型コロナウイルス感染症（以下、新型コロナ）の感染拡大の影響により 2020 年度から実施見合わせとなった期間もあったことから、上記に示した間隔に見合わせ期間が加わり、現在では 5 年以上間隔が空いてしまっている病院もあります。

適時調査の実施対象の施設基準

　要領では、重点施設基準（**表 1**）について重点的に調査を行うこととされていますが、診療報酬改定により新設された施設基準、情報提供および届出または報告などにより疑義が生じている施設基準についても実施対象とされます。

　なお、新規個別指導（指定後 1 年以内を目処に実施される）の対

表1 重点的に調査を行う施設基準 [3)]

【一般的事項】
1 一般事項
【初・再診料】
2 ※ 医療 DX 推進体制整備加算
3 ※ 看護師等遠隔診療補助加算
【入院基本料】
4 入院基本料【共通（一般病棟入院基本料等）】
【療養病棟入院基本料】
【結核病棟入院基本料】
【精神病棟入院基本料】
【専門病院入院基本料】
【障害者施設等入院基本料】
【入院基本料等加算】
5 総合入院体制加算
6 急性期充実体制加算
7 診療録管理体制加算
8 医師事務作業補助体制加算
9 急性期看護補助体制加算
10 看護職員夜間配置加算
11 特殊疾患入院施設管理加算
12 看護配置加算
13 看護補助加算
14 療養環境加算
15 重症者等療養環境特別加算
16 療養病棟療養環境加算
17 療養病棟療養環境改善加算
18 緩和ケア診療加算
19 ※ 小児緩和ケア診療加算
20 精神科応急入院施設管理加算
21 精神病棟入院時医学管理加算
22 精神科地域移行実施加算
23 ※ リハビリテーション・栄養・口腔連携体制加算
24 栄養サポートチーム加算
25 医療安全対策加算
26 感染対策向上加算
27 患者サポート体制充実加算
28 重症患者初期支援充実加算
29 報告書管理体制加算
30 褥瘡ハイリスク患者ケア加算
31 ハイリスク分娩管理加算
32 呼吸ケアチーム加算
33 術後疼痛管理チーム加算
34 後発医薬品使用体制加算
35 ※ バイオ後続品使用体制加算
36 病棟薬剤業務実施加算
37 入退院支援加算
38 ※ 精神科入退院支援加算
39 認知症ケア加算
40 精神科急性期医師配置加算
41 排尿自立支援加算
42 地域医療体制確保加算
43 ※ 協力対象施設入所者入院加算
44 医師の負担の軽減及び処遇の改善に資する体制（共通）
45 看護職員の負担の軽減及び処遇の改善に資する体制（共通）
46 医療従事者の負担の軽減及び処遇の改善に資する体制（共通）

【特定入料等】
47 救命救急入院料
48 特定集中治療室管理料
49 ハイケアユニット入院医療管理料
50 脳卒中ケアユニット入院医療管理料
51 小児特定集中治療室管理料
52 新生児特定集中治療室管理料
53 ※ 新生児特定集中治療室重症児対応体制強化管理料
54 総合周産期特定集中治療室管理料
55 新生児治療回復室入院医療管理料
56 一類感染症患者入院医療管理料
57 特殊疾患入院医療管理料
58 小児入院医療管理料
59 ※ 地域包括医療病棟入院料
60 回復期リハビリテーション病棟入院料／※回復期リハビリテーション入院医療管理料
61 地域包括ケア病棟入院料／地域包括ケア入院医療管理料
62 特殊疾患病棟入院料
63 緩和ケア病棟入院料
64 精神科救急急性期医療入院料
65 精神科急性期治療病棟入院料
66 精神科救急・合併症入院料
67 児童・思春期精神科入院医療管理料
68 精神療養病棟入院料
69 認知症治療病棟入院料
70 ※ 精神科地域包括ケア病棟入院料
71 特定一般病棟入院料
72 地域移行機能強化病棟入院料
73 特定機能病院リハビリテーション病棟入院料
74 短期滞在手術等基本料
【特掲診療料】
75 喘息治療管理料
76 ※ 難治性がん性疼痛緩和指導管理加算
77 ※ 慢性腎臓病透析予防指導管理料
78 救急搬送看護体制加算
79 外来放射線照射診療料
80 外来腫瘍化学療法診療料、連携充実加算、※ がん薬物療法体制充実加算
81 外来排尿自立指導料
82 ※ プログラム医療機器等指導管理料
83 薬剤管理指導料
84 地域連携診療計画加算
85 医療機器安全管理料
86 ※ 介護保険施設等連携往診加算
87 ※ 在宅医療 DX 情報活用加算
88 ※ 在宅時医学総合管理料の注 14 に規定する加算
89 ※ 在宅医療情報連携加算
90 重症患者搬送加算
91 ※ 救急患者連携搬送料
92 ※ 訪問看護医療 DX 情報活用加

算
93 ※ 遠隔死亡診断補助加算
94 ※ 遺伝学的検査の注 2 に規定する施設基準
95 がんゲノムプロファイリング検査
96 ※ ウイルス・細菌核酸多項目同時検出（髄液）
97 検体検査管理加算
98 神経学的検査
99 ※ 経頸静脈的肝生検
100 画像診断管理加算
101 ※ ポジトロン断層撮影、ポジトロン断層・コンピューター断層複合撮影又はポジトロン断層・磁気共鳴コンピューター断層複合撮影（アミロイド PET イメージング剤を用いた場合に限る。）
102 CT 撮影及び MRI 撮影
103 外来化学療法加算
104 心大血管疾患リハビリテーション料
105 脳血管疾患等リハビリテーション料
106 運動器リハビリテーション料
107 呼吸器リハビリテーション料
108 摂食嚥下機能回復体制加算
109 難病患者リハビリテーション料
110 障害児（者）リハビリテーション料
111 がん患者リハビリテーション料
112 集団コミュニケーション療法料
113 ※ 児童思春期支援指導加算
114 ※ 早期診療体制充実加算
115 ※ 情報通信機器を用いた精神療法の施設基準
116 精神科作業療法
117 精神科ショート・ケア
118 精神科デイ・ケア
119 精神科ナイト・ケア
120 精神科デイ・ナイト・ケア
121 重度認知症患者デイ・ケア料
122 医療保護入院等診療料
123 静脈圧迫処置（慢性静脈不全に対するもの）
124 人工腎臓
125 下肢末梢動脈疾患指導管理加算
126 ※ ストーマ合併症加算
127 ※ 再製造単回使用医療機器使用加算
128 輸血管理料
129 輸血適正使用加算
130 麻酔管理料
131 周術期薬剤管理加算
132 病理診断管理加算
133 看護職員処遇改善評価料
134 ※ 外来・在宅ベースアップ評価料
135 ※ 入院ベースアップ評価料
【入院時食事療養／入院生活療養】
136 入院時食事療養（Ⅰ）及び入院時生活療養（Ⅰ）

象となる場合は、原則として届出が行われているすべての施設基準が対象とされます。

適時調査の実施時間や実施担当者数

前述の重点施設基準が 24 基準までの場合は、保険指導看護師 1 名と事務官など 2 名の調査担当者の 3 名以内の体制を標準とし、調査時間はおおむね半日程度（約 3 時間）以内を標準として実施されます。重点施設基準が 25 基準以上の場合または情報提供があった場合は、必要に応じて保険指導看護師や事務官などの調査担当者の増員、調査時間の延長がされます。

個別指導等との関係

新規指定された保険医療機関（「医科〔病院〕」）に対して行われる新規個別指導においても、原則として適時調査をあわせて実施することとされています。また、個別指導、共同指導、特定共同指導（第 1 章-3、36 ページ）の実施においても、一般的には適時調査も同時に実施されることがほとんどです。

適時調査の実施状況

新型コロナの影響もあり、2020 年以後においては適時調査が見合わせとなったり調査数を抑制していた年もありましたが、新型コロナが 5 類に分類された 2023 年 5 月以後からは通常の実施状況に戻ってきています。

2019 年 12 月 19 日に厚生労働省保険局医療課医療指導監査室が

発表した資料 [4] によれば、新型コロナの影響を受けなかった 2018 年度において実施された適時調査の件数は 3,636 件となっており、適時調査により指導された診療報酬過請求分の返還金額は約 49 億 3,000 万円とされています。

2024 年 1 月 16 日に同様に発表された資料 [5] では、2022 年度の適時調査の実施件数は 2,303 件、返還金額は約 8 億円とされており、新型コロナ禍の期間に比べ上昇してはいますが少ないものとなっていることから、今後は新型コロナ禍前の 2018 年度以前の状況に戻ってくるものと予測されます。

適時調査の目的

適時調査の開始時において、厚生（支）局から「適切な届出や運用がされているかを確認する。施設基準などについて周知徹底および適正化を図ることを目的としている」といった説明があります。このことからもわかるように、届出がされた施設基準については通常より高額な診療報酬が設定されていることもあり、その請求行為が正しいかどうかを確認することを目的としています。当然ですが届出時において要件を満たしていたか、届出に必要な要件が継続的に満たされているか、病院全体において、とくに担当者はルールをきちんと理解しているか、ルールを守ろうとする意識があるかなどを確認されることは言うまでもありません。

適時調査で高額な返還金を指摘されることに警戒する方が多いように見受けられますが、ルール通りに実施していれば何も恐れる必要はありません。自動車を運転する場合でも、交通ルールを遵守して安全運転をしていれば警察の取り締まりを受けることはなく、恐れる必要がないことと同じです。

適時調査の流れ

① 実施計画の策定

　各都道府県の厚生（支）局の事務所や指導監査課において、毎年3月中に翌年度の実施計画を策定します。この時点で同年度内に個別指導の選定対象とされた場合は、適時調査と個別指導が同時に実施されるように調整されます。

② 実施通知の送付

　調査日の1カ月前に実施通知が送付されます。通知には次の事項が明示されています。

〈実施通知の記載事項〉
・適時調査の根拠および目的
・調査の日時および場所
・事前提出書類
・当日準備書類

　なお、個別指導が同時に実施される場合には、個別指導の実施通知も同時に送付されます。

③ 書類の提出

　調査日の10日前までに事前提出書類（次ページ）の提出が求められます。該当する書類などを管轄の厚生（支）局に送付します。
　なお、事前提出書類の様式および当日準備書類の一覧については、各厚生（支）局のウェブサイトに掲載されています。

〈事前提出書類〉
・保険医療機関の現況
・入院基本料等の施設基準に係る届出書添付書類（様式9）およ
　　び勤務実績表等の看護要員の病棟配置状況等が確認できる
　　書類
・別途定める事前提出書類
・その他必要に応じた書類

事前提出書類で注意していただきたいことは次の事項です。

🔷 様式9について

　記載している数値が正確かどうかの確認を怠りなく行う必要があります。様式9の数値が届け出た入院基本料を満たしていなければ、入院基本料の届出を変更しなければなりません。当然ですが様式9は100％正確に記載することで正確な数値が算出され、それをもとに届出要件の可否を判断することになります。不正確な数値があると届出要件の可否が判断できず、正しい入院基本料の届出と算定（請求）ができません。とくにシステムにより自動的に計算される方法を取り入れている場合は、システム上のプログラムや設定条件などを解析して数値が正しく反映されているかを確認し、調査当日に質問されたら正確に答えられるようにしなければなりません。ここが曖昧であると、厚生（支）局の担当者は正確な計算がされている確認ができないことから、「適正である」との評価が出せなくなります。

🔷「病院報告」と「保険医療機関の現況」の違い

　厚生労働省が公表している「病院報告」における患者数などは、病床区分ごとの合計数が記載されています。厚生（支）局に事前提出

する「保険医療機関の現況」では、入院患者数や新退棟患者数、新入棟患者数などの記載が求められますが、これらは届け出た入院基本料ごとに区分した数値に分けて記載する必要があります。また、「病院報告」で計上すべき患者数と、入院基本料で計上すべき患者数に考え方の差違があるものがあります。それにより合計数が一致しないこともあり得ますので、各内訳をきちんと分析・確認して「保険医療機関の現況」にわかりやすく明示すること、そして調査当日に明確に説明できるようにしておく必要があります。

「保険医療機関の現況」の「特別の療養環境の提供」欄

「保険医療機関の現況」には、病院内における特別療養環境室（差額ベッド）の状況も記載します。料金やベッド数などを変更した場合は厚生（支）局に別に報告書を提出する必要があり、報告内容は厚生（支）局のウェブサイトに掲載されています。そこでこれらの内容が一致しているかを事前に確認して、不一致の場合は事前に厚生（支）局に変更の報告書を提出しましょう。

面積記載が求められている平面図

「別途定める事前提出書類」には「組織図および平面図」があります。平面図については、把握している面積数値が正確かどうかの確認が必要です。実測されたものなら、いつどのように計測したものか説明できるようにしておく必要があります。なお、設計事務所などが作成した予定の設計図の面積数値は正確ではありません。建築時において若干の誤差が出ることがあるので、実測数値がない場合は最低でも竣工図による面積数値が必要になります。

組織図

施設基準の中には、いろいろな組織や部門などの設置を要件として求めているものがあります。組織図の中にそれらの記載がないと「組織（部門）なし」といった判断をされるリスクがあるので、提

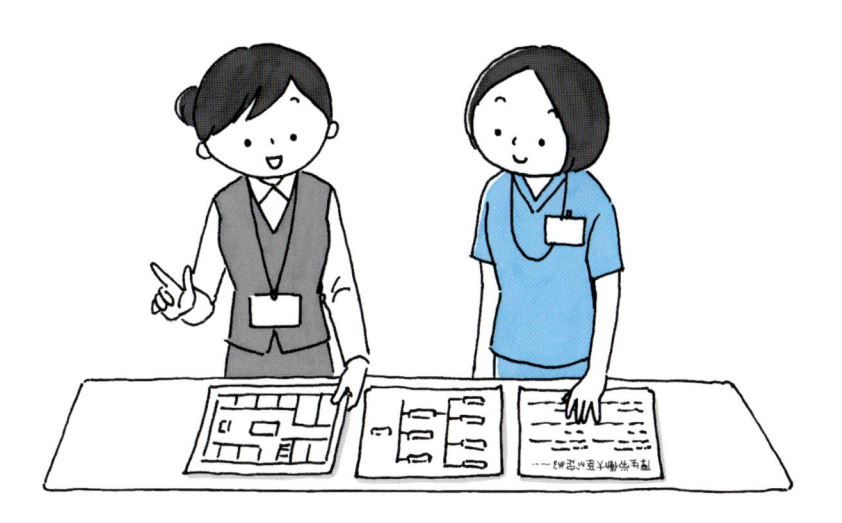

出前に確認し、記載がない場合には修正して提出します。

🔖 掲示物の写し

「別途定める事前提出書類」には「掲示物の写しおよびホームページをプリントアウトしたもの」もあります。施設基準や保険医療機関の要件として掲示の必要性や掲示内容が定められているものがあるので、それらを満たしているかを確認したうえで提出します。その際、施設基準の要件を逸脱している掲示内容があると、それだけで診療報酬返還の指導がされる原因にもなるので、掲示の有無だけでなく、内容が妥当・適正なものであることの確認も必要です。

④ 適時調査当日

適時調査当日について項目ごとに説明します。

🔖 出迎えについて

当日は開始時刻の少し前に厚生（支）局の調査担当者が病院を訪れます。明らかに患者ではない雰囲気の人が玄関付近で滞留するのは

患者の目線を引いてしまい「何かあったのかな」と不安を抱かせる可能性があるので、事前に交通手段（車・公共交通機関など）を確認しておき、訪れてほしい窓口を知らせておくか、少し早めに玄関付近へ迎えに出たり、駐車場の空きが少ない場合は駐車場を確保するなどの準備をしておくことが望ましいでしょう。

◢ 適時調査開始時

適時調査開始時には、厚生（支）局より調査担当者の紹介や手順の説明があります。病院側も主たる担当者の紹介程度はできるようにしておくといいでしょう。

◢ 調査・質問

調査では、事前提出書類や当日準備書類などを確認しながら必要事項の質問がされます。その質問は厚生労働省ウェブサイトの「適時調査実施要領等」[6] に掲載されている「調査書」に沿って行われるので、対応する担当者が事前に予習しておくと調査を上手に受けることができます。

◢ 院内視察

院内視察は届出されている施設基準に基づき、玄関、受付、病棟、機能訓練室などについて必要に応じて行われます。必要な院内掲示や設備の状況、面積の適正さなどが確認されます。とくにその時間帯に配置されていなければならない従事者などが視察時に不在であると、要件を満たしていないことが現認されるので病院側にとってかなり厳しい状況となります。そのあたりは細心の注意が必要です。

◢ 講評

調査が一通り終了すると、厚生（支）局の調査担当者が打ち合わせをしたのちに、調査状況についての講評がされます。不適切な事象などが確認された場合は講評で説明があるので、担当者は聞き漏ら

しのないようにします。また、診療報酬返還の指導に該当する事象が確認された場合はその旨が説明されます。

✎ 調査書の記載について

調査書は厚生（支）局の調査担当者が該当する施設基準のものを持参し、事前提出書類、当日に確認した書類、聞き取りによる回答内容、院内視察における現場の状況などを勘案して、その状況の是非により要領に沿って**表2**（次ページ）のように記載されます。「否」に○印が付けられると、該当する施設基準の診療報酬の返還指導がなされます。

⑤ 適時調査後の結果通知

適時調査終了からおおむね1カ月以内に結果が書面で通知されます。不適切な事例について改善とその結果の報告が求められたものは、改善して施設基準を満たしていることがわかるように報告書を作成する必要があります。期日までに改善できないが将来的に改善する予定であるといったものは認めてもらえません。その場合、「所要の指導のうえで、なお改善がみられない場合」とされ、施設基準を満たしていないため施設基準の届出受理の取消処分の対象にされます。そもそも即刻改善できないような、施設基準に適合していない場合は、該当する施設基準の辞退届を提出します。

また、診療報酬の過請求が確認された場合は、通知から2カ月後を目安として返還同意書の提出が指導されます。返還同意書は、明らかに施設基準の届出要件を満たさず、本来であれば届出ができず請求してはならない診療報酬が存在することに対して正しい請求に戻す手続きであることから、正確に作成する必要があります。正確性を担保するために示された期日までの作成が困難な場合は、早めに厚生（支）局に相談に行きましょう。

表2 調査書の「確認事項」における適否の記載方法および考え方[7]

なお、調査書の「確認事項」における適否の記載方法および考え方は次のとおりとする。

① 調査の結果、適合している場合は、次のとおり記載する。
（ 適 ・ 否 ）

② -1 調査の結果、おおむね適合（届出・運用の内容に適正を欠く部分が認められるものの、施設基準の状態の維持にはとくに問題がないもの）しているが、改善の報告が必要な指摘事項（文書指摘）とまでは認められないため、口頭で指摘した事項があった場合は、次のとおりとする。
（ 適 ・ 否 ）
加えて、不備の事例等を簡潔に記載のうえ、保険医療機関等に対し、検討のうえ必要に応じて対応するよう説明する。

② -2 調査の結果、おおむね適合（届出・運用の内容に適正を欠く部分が認められるものの、施設基準の状態の維持にはとくに問題がないもの）しているが、改善の報告が必要な指摘事項があった場合は、次のとおりとする。
（ 適 ・ 否 ）
加えて、不備の事例等を簡潔に記載のうえ、保険医療機関等に対し、文書指摘する。
なお、文書指摘と口頭指摘の区分がわかるように記載する。

③ 調査の結果、不適合（届出・運用の内容に適正を欠く部分が認められ、施設基準を満たしていないと判断されたもの。〔一般事項を除く。〕）のため、返還を求める場合は、次のとおりとする。
（ 適 ・ 否 ）
加えて、不備の事例等を簡潔に記載のうえ、保険医療機関等に対し、文書指摘する。

● 自己点検

　2021年は適時調査が見合わせとなった代わりに、前述の「調査書」と同じ内容の「自己点検結果報告書」を自主的に記載して提出することとされました。このときに限らず普段から自己点検を正確に綿密に実施して、施設基準の実態の適否を確認することはとても大切です。その際、正しく判定できずに不適切な状態を「適切」と誤ってしまわないよう自己点検は厳しく行う必要があります。実際の自己点検の例として、次のような判断基準が求められるので参考にしてください。

◆ 自己点検の例

　医療安全対策加算について、調査書[8]には「医療安全管理部門の業務指針及び医療安全管理者の具体的な業務内容が整備されている」という項目があります。ここでの適否を判断するにあたり、「医療安全管理部門の業務指針と医療安全管理者の具体的な業務内容」が存在すれば「適」になると思いがちです。しかし、それだけでは実際には「適」のレベルには至りません。調査書をさらに見ると**表3**（次ページ）の記載があります。また、ここに示されていることは、施設基準の通知にもはっきりと明示されています。

　実際の適時調査においても、厚生（支）局の調査担当者はすべての項目が業務指針などにおいて明示されているか1つ1つチェックしており、1つでも漏れていれば「適」の判断はしてくれません。

　適時調査で「適」の判断を得るためには、施設基準のルールである厚生労働省からの「告示」と「通知」に加え、俗に「疑義解釈」と呼ばれる厚生労働省保険局医療課が発した「疑義解釈資料の送付について」の通知もすべて確認する必要があります。

表3 調査書における医療安全対策加算内容の抜粋 [8]

★（4）医療安全管理部門の業務指針及び医療安全管理者の具体的な業務内容が整備されている。（ 適 ・ 否 ）

※ 医療安全管理者の具体的な業務内容として次の内容が整備されていること。
　ア 安全管理部門の業務に関する企画立案および評価を行う。
　イ 定期的に院内を巡回し各部門における医療安全対策の実施状況を把握・分析し、医療安全確保のために必要な業務改善等の具体的な対策を推進する。
　ウ 各部門における医療事故防止担当者への支援を行う。
　エ 医療安全対策の体制確保のための各部門との調整を行う。
　オ 医療安全対策に係る体制を確保するための職員研修を企画・実施する。
　カ 相談窓口等の担当者と密接な連携を図り、医療安全対策に係る患者・家族の相談に適切に応じる体制を支援する。

※ 医療安全管理部門の業務指針には次の内容が整備されていること。
　ア 各部門における医療安全対策の実施状況の評価に基づき、医療安全確保のための業務改善計画書を作成し、それに基づく医療安全対策の実施状況および評価結果を記録している。
　イ 医療安全管理対策委員会との連携状況、院内研修の実績、患者等の相談件数および相談内容、相談後の取り扱い、その他の医療安全管理者の活動実績を記録している。
　ウ 医療安全対策に係る取り組みの評価等を行うカンファレンスが週1回程度開催されており、医療安全管理対策委員会の構成員および必要に応じて各部門の医療安全管理の担当者等が参加している。

　　　施設基準は、ルールがすべて満たされて100点満点の状態が確認できたら届出を行い、該当する診療報酬が請求できる仕組みとなっています。そのため届出後は、少なくとも毎月、状態の適否を確認し、ルールが満たされない場合は届出を辞退したり、該当する区分に変更するなどの届出をしなければなりません。

　適時調査は、病院側においてこれらの確認が適切になされ、正しい診療報酬が請求されているかを確認するだけのものですから、普段からルールを正しく理解して正しい取り扱いをしていれば、不適切との指摘や診療報酬の誤請求を返還するような指導を受けることはありません。普段から自己点検を厚生（支）局の担当者と同レベルで行い、施設基準の実態の適否を確認し、正しい取り扱いを行っていきましょう。

✎ 引用・参考文献

1）厚生労働省保険局医療課長など. 基本診療料の施設基準等及びその届出に関する手続きの取扱いについて. 令和6年3月5日. 9.
https://www.mhlw.go.jp/content/12404000/001252053.pdf（2024年8月閲覧）
2）厚生労働省保険局医療課医療指導監査室. 適時調査実施要領.
https://www.mhlw.go.jp/seisakunitsuite/bunya/kenkou_iryou/iryouhoken/dl/chousa_01-1.pdf（2024年8月閲覧）
3）厚生労働省. 適時調査 調査書 重点的に調査を行う施設基準. 令和6年6月版.
https://www.mhlw.go.jp/seisakunitsuite/bunya/kenkou_iryou/iryouhoken/dl/chousa_shisetsukijun01-1.pdf（2024年8月閲覧）
4）厚生労働省保険局医療課医療指導監査室. 平成30年度における保険医療機関等の指導・監査等の実施状況について（概況）. 令和元年12月19日. 1.
https://www.mhlw.go.jp/content/12404000/000578788.pdf（2024年8月閲覧）
5）厚生労働省保険局医療課医療指導監査室. 令和4年度における保険医療機関等の指導・監査等の実施状況について（概況）. 令和6年1月16日.
https://www.mhlw.go.jp/stf/houdou/0000188884_00004.html（2024年8月閲覧）
6）厚生労働省. 適時調査実施要領等.
https://www.mhlw.go.jp/seisakunitsuite/bunya/kenkou_iryou/iryouhoken/shidou_kansa_jissi.html（2024年8月閲覧）
7）前掲書2. 7-8.
8）厚生労働省. 適時調査実施要領等 調査書 入院基本料等加算. 121-2.
https://www.mhlw.go.jp/seisakunitsuite/bunya/kenkou_iryou/iryouhoken/dl/chousa_shisetsukijun01-3.pdf（2024年8月閲覧）

立入検査とは

株式会社施設基準総合研究所 代表取締役
竹田 和行

- 立入検査とは、医療法第 25 条第 1 項を根拠に、都道府県の医療監督部門または保健所が主体となって、原則年 1 回実施する実地検査のこと
- 立入検査の目的は、病院が、関係する諸法令を遵守した医療機関であり、かつ適切な医療を提供しているかを確認すること
- 立入検査の結果で不具合が指摘されても診療報酬返還の指導がされることはないが、重大な欠陥があると開設許可の取消処分の対象となる場合がある

立入検査の根拠

立入検査については、医療法第 25 条第 1 項に次のように記載されています。

<医療法第 25 条第 1 項>
都道府県知事、保健所を設置する市の市長または特別区の区長は、必要があると認めるときは、病院、診療所もしくは助産所の開設者もしくは管理者に対し、必要な報告を命じ、または当該職員に、病院、診療所もしくは助産所に立ち入り、その有す

> る人員もしくは清潔保持の状況、構造設備もしくは診療録、助産録、帳簿書類その他の物件を検査させることができる。

　この条文を根拠として実施される立入検査のことを、一般的に「医療監視」と呼んでいますが、法令的には「医療監視」という言葉は存在しません。正確には「医療法第25条第1項の規定に基づく立入検査」といったほうがよいでしょう。

● 立入検査の実施主体

　都道府県の医療監督部門が主体となって実施しますが、保健所が存在する特別区や市においては保健所が主体となって実施します。なお、特定機能病院に対しては、医療法第25条第3項の規定により厚生労働省が実施します。

> <医療法第25条第3項>
> 厚生労働大臣は、必要があると認めるときは、特定機能病院等の開設者もしくは管理者に対し、必要な報告を命じ、または当該職員に、特定機能病院等に立ち入り、その有する人員もしくは清潔保持の状況、構造設備もしくは診療録、助産録、帳簿書類その他の物件を検査させることができる。

　実際には厚生労働省医政局と特定機能病院を管轄する厚生（支）局が共同で実施します。実施にあたっては医療法第25条第1項の規定による都道府県や市などが実施する立入検査の実施と調整が図られるので、実態としては合同で実施されることがほとんどです。

立入検査の実施頻度

　原則として年1回とされています。新型コロナが2類相当だった時期は立入を実施せずに書面提出での報告に変えたこともありましたが、5類移行後は通常の実施状態に戻ってきています。

　厚生労働省が発表した資料によると、新型コロナが確認され始めた2019年度においては、医療法第25条第1項の規定に基づく立入検査は、病院数8,242に対して実施数7,749で実施率は94.0%[1]、医療法第25条第3項の規定に基づく特定機能病院に対する立入検査は、病院数86に対して全件実施[2]となっています。

立入検査の実施時間や実施担当者数、職種

　地域・行政組織や検査に入る病院の規模により実施担当者（医療監視員）数は全国的に差違があります。4〜5人で半日程度で行うこともあれば、それよりも多い人数や半日を超える時間を要した事例もあるようです。なお、事務的な検査とそれ以外の検査の開始時刻が別になっていることもあります。

　また、現在のところ医療監視員の7割程度は医師、保健師、薬剤師、診療放射線技師などの医療関係職種が占めています。それぞれがその資格に関係する分野の検査を実施しますが、全行政機関にすべての医療資格者が配置されているわけではないので、専門外の分野の検査を担当することもあります。たとえば管理栄養士の医療監視員が配置されていないところでは、病院の給食に関することは保健師や看護師が担当することもあるようです。

● 立入検査の目的

　厚生労働省医政局が2024年5月31日に発出した「医療法第25条第1項の規定に基づく立入検査要綱」[3]には次のようにあります。

＜医療法第25条第1項の規定に基づく立入検査要綱＞
目的：医療法（昭和23年法律第205号）第25条第1項の規定に基づく立入検査により、病院が医療法および関連法令により規定された人員および構造設備を有し、かつ、適正な管理を行っているか否かについて検査することにより、病院を科学的で、かつ、適正な医療を行う場にふさわしいものとすることを目的とする。

　平たく言えば、病院が、関係する諸法令を遵守した医療機関であり、かつ適切な医療を提供しているかを確認することが目的ということです。実際のところ、医師をはじめとする医療従事者の必要数や、各設備の必要性や管理方法などは法令で定められているので、それらの状況と現場の実態や管理体制などが確認されます。なお、これらについては医療法やそれに関係する法令や通達などに定められた基準が守られているかの確認であり、健康保険法によるものとは違う内容となっています。そのため立入検査で「問題なし」とされても、厚生（支）局が実施する適時調査や個別指導などで、とくに診療報酬の加算があるものに関しては、医療法の基準よりも健康保険法の基準のほうがレベルが高く設定されていることが多いため、「問題あり」となることも多々あります。

立入検査の流れ

　立入検査の実施手法は都道府県や区・市に任されていることから地域によって若干の違いがあるようですが、おおむね次のような流れで実施されています。

① 実施通知の送付

　実施通知（図1）は、多くはおおむね2カ月前に送付されます。都道府県によっては年度の計画を策定した段階で地元の医療関係団体に実施計画の内容を通知しているところもあり、それらの団体からの情報により、半年間や1年間における実施日が事前に把握できる場合もあります。

第○○○○号
令和○年○月○日

○○○○病院　　管理者　様

○○県○○○○部○○○○課長　　○○　　○○

医療法に基づく立入検査の実施について（通知）

　日頃から、本県の健康福祉行政の推進に御理解と御協力を賜り、厚く御礼申し上げます。
　さて、医療法第25条第1項に基づく病院立入検査では、毎年度格別の御配意をいただいているところですが、今年度は、下記のとおり実施することといたしました。
　つきましては、御多忙のところ誠に恐縮ですが、事前の準備及び当日の対応等、御協力くださいますようお願いいたします。

記

1　実施年月日　　　令和○年○月○日（○）　　午前○○時○○分から　事務部門のみ
　　　　　　　　　　　　　　　　　　　　　　午後○○時○○分から　すべての部門

2　検査内容　　　　医療法に定める諸事項

3　事前提出資料等　別紙のとおり

4　留意事項　　　　新型コロナウイルス感染症等の感染防止対策として、必要最小人数での対応をお願いします（別紙を御確認ください。）

5　その他　　　　　感染症の状況等によっては、急遽中止または部門単位で中止する場合があります。

担　当　○○○○○係　○○　○○
電　話　○○-○○○○-○○○○
FAX　○○-○○○○-○○○○
E-mail　○○○-○○○○@○○.○○○○.○.jp

図1　「立入検査の実施通知」例

② 通知の内容

通知には次の事項などが明示されています。

〈実施通知の記載事項〉

・立入検査の日時および場所

・検査内容（「医療法に定める諸事項」とだけ表示されていることもある）

・事前提出資料等（※例として下記のようなものが示される）

①第 1 表　施設表（次ページ図 **2**）

②第 3 表　自主点検表

③第 5 表　（1）～（16）病院資格者等名簿

④第 5 表　（17）病院組織表

⑤取り扱い毒物劇物一覧表

⑥救急カート・麻薬保管状況一覧表

⑦検体検査の実施状況に関する確認票

⑧様式 1、様式 2　月別の時間外・休日労働時間数が 100 時間以上／155 時間超となった医師の一覧表

⑨様式 3　特定対象医師（特定臨床研修医）の一覧表

⑩建物の平面図（原則 A4 サイズ。直近のもの）

※⑩以外のものは、行政機関のウェブサイトにアクセスしてダウンロードしたものを提出させているところもある

③ 書類の提出

　立入検査実施日の 2 週間前頃までに、②「通知の内容」で示した事前提出資料等について必要事項を記載して提出します。なお、ダ

＊都道府県名		管轄保健所名	
＊施設番号		医療監視員氏名	
(1) 施設名			
(2) 開設年月日		(3) 地域医療支援病院の承認年月日	
(4) 所在地			
(5) 電話番号			
(6) 管理者氏名			

(7) 開設者	医育機関の有無
	1. 国（厚生労働省）　　　　　　　11. 日赤　　　　　　　　　　　　21. 私立学校法人
	2. 国（（独）国立病院機構）　　　12. 済生会　　　　　　　　　　　22. 社会福祉法人
	3. 国（国立大学法人）　　　　　　13. 北海道社会事業協会　　　　　23. 医療生協
	4. 国（（独）労働者健康安全機構）14. 厚生連　　　　　　　　　　　24. 会社
	5. 国（独）国立高度専門医療研究センター）15. 国民健康保険団体連合会　25. その他の法人
	6. 国（（独）地域医療機能推進機構）16. 健康保険組合及びその連合会　26. 個人
	7. 国（その他）　　　　　　　　　17. 共済組合及びその連合会
	8. 都道府県　　　　　　　　　　　18. 国民健康保険組合
	9. 市町村　　　　　　　　　　　　19. 公益法人
	10. 地方独立行政法人　　　　　　　20. 医療法人

(8)－1 許可病床数等及び1日平均入院患者数	種別	許可病床数	（稼働病床数）	1日平均入院患者数		
	一般		（　　　）		(8)－2 1日平均入院新生児数	
	療養		（　　　）			
	精神		（　　　）		(8)－3 1日平均入院患者数（歯科・矯正歯科・小児歯科・歯科口腔外科再掲）	
	結核		（　　　）			
	感染症		（　　　）			
	計		（　　　）			

(9) 病床区分の届出年月日	年　　　　月　　　　日

(10) 診療科名

内科	内科（ﾍﾟｲﾝｸﾘﾆｯｸ）	胃腸外科	腫瘍放射線科
呼吸器内科	内科（循環器）	大腸外科	男性泌尿器科
循環器内科	内科（薬物療法）	内視鏡外科	神経泌尿器科
消化器内科	内科（感染症）	ﾍﾟｲﾝｸﾘﾆｯｸ外科	小児泌尿器科
心臓内科	内科（骨髄移植）	外科（内視鏡）	小児科（新生児）
血液内科	外科	外科（がん）	泌尿器科（不妊治療）
気管食道内科	呼吸器外科	精神科	泌尿器科（人工透析）
胃腸内科	心臓血管外科	アレルギー科	産婦人科（生殖医療）
腫瘍内科	心臓外科	リウマチ科	美容皮膚科
糖尿病内科	消化器外科	小児科	歯科
代謝内科	乳腺外科	皮膚科	小児歯科
内分泌内科	小児外科	泌尿器科	矯正歯科
脂質代謝内科	気管食道外科	産婦人科	歯科口腔外科
腎臓内科	肛門外科	産科	神経科
神経内科	整形外科	婦人科	呼吸器科
心療内科	脳神経外科	眼科	消化器科
感染症内科	形成外科	耳鼻咽喉科	胃腸科
漢方内科	美容外科	ﾘﾊﾋﾞﾘﾃｰｼｮﾝ科	循環器科
老年内科	腫瘍外科	放射線科	皮膚泌尿器科
女性内科	移植外科	放射線診断科	性病科
新生児内科	頭頸部外科	放射線治療科	こう門科
性感染症内科	胸部外科	病理診断科	気管食道科
内視鏡内科	腹部外科	臨床検査科	麻酔科
人工透析内科	肝臓外科	救急科	
疼痛緩和内科	膵臓外科	児童精神科	
ﾍﾟｲﾝｸﾘﾆｯｸ内科	胆のう外科	老年精神科	
ｱﾚﾙｷﾞｰ疾患内科	食道外科	気管食道・耳鼻咽喉科	

(11) 1日平均外来患者数			
（再掲）耳鼻咽喉科・眼科・精神科		（再掲）歯科・矯正歯科・小児歯科・歯科口腔外科	
（再掲）1日平均外来患者数　（通院リハ除）			

図2 「第1表　施設表」1ページ目の例 [4]

ウンロードしたデータに直接入力したものをメールに添付して提出を求められるところもあります。

④ 立入検査当日

立入検査当日について項目ごとに説明します。

✎ 出迎えについて

第1章-1（17ページ）でも述べましたが、開始時刻の少し前に都道府県や保健所の医療監視員が病院に訪れますので、事前に交通手段を確認しておき、訪れてほしい窓口を知らせておくか、玄関付近に少し早めに迎えに出るようにしましょう。

✎ 立入検査開始時

立入検査開始時には、医療監視員より担当者の紹介や手順の説明があります。病院側も主たる担当者の紹介程度はできるようにしておくといいでしょう。

✎ 検査・質問

医療監視員は事前提出資料や当日準備資料などを確認しながら必要事項を質問するなどして、施設表や検査表を作成していきます。検査表は検査基準により作成されるので、事前に検査表と検査基準（都道府県などがウェブサイトで公開しています）に目を通して内容などを確認し予習しておくと、検査を上手に受けることができます。また、東京都保健医療局のウェブサイトに「病院管理の手引」[5] が公開されています。人員数の計算方法なども含めて病院を管理していく際に必要な事柄が、根拠法令なども明示されたうえで詳細に説明されています。これに加えて「病院自主管理チェックリスト」[6] もエクセルシートで公開されているので、これらを用いて普段から必要な項目のチェックをしておくと、いざ「検査」となっ

ても慌てずにすむでしょう。

✎ 院内視察

　院内視察は、病院のほとんどの施設や設備を対象に実施されます。X線室や医療廃棄物の保管庫、給食施設など、厚生（支）局が実施する適時調査や個別指導などでは見られないようなところにも立ち入りされますので注意が必要です。

✎ 講評

　検査が一通り終了すると、医療監視員が打ち合わせをしたのちに状況についての講評がされます。不適切な事象などが確認された場合は説明があるので、速やかな改善につなげるためにも担当者は聞き漏らさないようにし、またメモ程度は取っておきましょう。

✎ 感染対策への配慮

　現在の立入検査は、新型コロナ拡大前の2019年度に近い状態で実施されるようになってきましたが、感染対策への配慮から、会場で対応する病院職員を必要最小限にとどめることや会場の換気の徹底、巡視方法、医療監視員のマスク着用や健康管理などが実施通知に明記されています。このようなことから、院内で大きなクラスターが発生したり、これらの影響により欠勤する職員が多数出て検査への対応が困難となるような場合は、早めに検査担当部署に相談し、場合によっては日程の変更などについて相談することが望まれます。

⑤ 立入検査後の結果通知

　立入検査終了からおおむね1カ月程度経過すると、結果が書面で通知されます。不適切な事例について改善報告が求められたものは、改善状況について「改善計画書」を作成する必要があります。適時調査同様、期日までに改善できないが将来的に改善予定である

といったものは原則的には認めてもらえません。なお、立入検査の結果で不具合が指摘されても、厚生（支）局が実施する適時調査や個別指導とは違い、診療報酬返還の指導をされることは一切ありませんが、指摘事項に対して改善が図れないような重大な欠陥があると、開設許可の取消処分の対象となる場合があります。

第1表　施設表			2／4

(12) 1日平均 調剤数	入　院	外　来	計	(13) 1日平均外来患者に 係る取扱処方せん数

(14) 従業者数	職　種　別	常　勤	非 常 勤	常勤換算後	常 勤 合 計
	1.医師				
	2.歯科医師				
	3.薬剤師				
	4.看護師				
	5.准看護師				
	6.看護補助者				
	7-①管理栄養士 ②栄養士				
	8.診療放射線技師				
	9.理学療法士				
	10.作業療法士				
	11.助産師	有・無			
	12.診療エックス線技師	有・無			
	13.臨床検査技師	有・無			
	14.衛生検査技師	有・無			
	15.臨床工学技士	有・無			
	16.視能訓練士	有・無			
	17.義肢装具士	有・無			
	18.言語聴覚士	有・無			
	19.精神保健福祉士	有・無			
	20.歯科衛生士	有・無			
	21.歯科技工士	有・無			
	22.臨床研修医	有・無			
	23.研修歯科医	有・無			
	24.そ　の　他	有（　　　　　）・無			

図3 「第1表　施設表」2ページ目の例[7]

また、立入検査の結果については、とくに医療従事者の配置数などの情報を会計検査院が収集して、厚生（支）局に届出してある施設基準に必要な数を満たしているかチェックすることがあります。このチェックにおいて、立入検査時の従事者数が厚生（支）局に届出してある施設基準の必要従事者数を満たしていない場合、また、医療法の定員を満たしていない場合は、届出できない施設基準（例として療養環境加算など）もあるので、そのような疑義が発生すると管轄の厚生（支）局を通じて状況の確認が求められたりし、場合によっては診療報酬の返還が指導されることもあります。**図2**の第1表施設表の2ページ目（前ページ**図3**）にある（14）従業者数の「常勤合計」の欄における従業者数については、医療法の必要数だけではなく、診療報酬における必要数を満たしているかどうかの確認をしておく必要があります。

 引用・参考文献

1）厚生労働省医政局地域医療計画課. 令和4年8月18日. 医療法第25条に基づく病院に対する立入検査結果（令和元年度）. 1.
https://www.mhlw.go.jp/content/ 10800000/ 001053021.pdf（2024年8月閲覧）
2）厚生労働省医政局地域医療計画課. 令和2年9月18日. 特定機能病院に対する立入検査結果について（令和元年度）.
https://www.mhlw.go.jp/content/ 10802000/ 000673589.pdf（2024年8月閲覧）
3）厚生労働省医政局. 医療法第25条第1項の規定に基づく立入検査要綱（令和6年5月）. 令和6年5月31日. 1.
https://www.mhlw.go.jp/content/ 10800000/ 001259883.pdf（2024年8月閲覧）
4）前掲書3. 10.
5）東京都保健医療局. 病院管理の手引. 令和5年3月.
https://www.hokeniryo.metro.tokyo.lg.jp/iryo/kanri/tebiki05.html（2024年8月閲覧）
6）東京都保健医療局. 病院自主管理チェックリスト（放射線を含む）. 令和6年度病院自主管理チェックリスト.
https://www.hokeniryo.metro.tokyo.lg.jp/iryo/kanri/checklist.html（2024年8月閲覧）
7）前掲書3. 11.

3 「適時調査」「立入検査」「指導」「監査」の違い

株式会社施設基準総合研究所 代表取締役
竹田 和行

- 適時調査は、届出した施設基準の状況確認のために厚生（支）局が実施する
- 立入検査は、医療法第 25 条第 1 項の規定に基づき都道府県や保健所が実施する
- 指導は、診療報酬の請求状況を確認するために厚生労働省、厚生（支）局、都道府県が実施する
- 監査は、不正請求や著しい不当請求が疑われる場合、診療報酬の請求状況を確認するために厚生労働省、厚生（支）局、都道府県が実施する

「適時調査」のおさらい

　第 1 章 –1「適時調査とは」で説明しましたが、診療報酬における施設基準の届出をした病院などに対して、届出した施設基準の状況確認のために厚生（支）局が実施するものです。

「立入検査」のおさらい

　第 1 章 –2「立入検査とは」で説明しましたが、一般的に「医療監視」と呼ばれるもので、都道府県や、保健所を設置する市または特

別区により実施される、医療法第 25 条第 1 項の規定に基づく立入検査です。なお、病院に対する「立入検査」は、これ以外にも管轄の消防署が実施する、消防法第 4 条や第 16 条の 5 の規定に基づくものなどがあります。

「指導」とは

健康保険法第 73 条の規定により、厚生労働省、厚生（支）局、都道府県が保険医療機関に対して、診療報酬の請求状況を確認するために実施するものです。

健康保険法第 73 条第 1 項には、次のように記載されています。

> ＜健康保険法第 73 条第 1 項＞
> 保険医療機関および保険薬局は療養の給付に関し、保険医および保険薬剤師は健康保険の診療または調剤に関し、厚生労働大臣の指導を受けなければならない。

「……指導を受けなければならない」とありますが、この「指導」には表1の「集団指導」「集団的個別指導」「個別指導」の3種類があります。いちばん重要なものが3番目の「個別指導」です。

個別指導には、「都道府県個別指導（一般的な個別指導のこと）」「共同指導」「特定共同指導」があります。共同指導は、厚生（支）局および都道府県に加えて厚生労働省が加わって、比較的大きな病院などに対して行われるものです。特定共同指導は、共同指導と同様ですが、対象が特定機能病院や臨床研修病院などとなります。

個別指導の対象となる保険医療機関などの選定基準は表2の通りで、指導の流れは図1（38 ページ）のようになります。

表1 指導の形態 [1]

---

1 集団指導

集団指導は、地方厚生（支）局および都道府県または厚生労働省ならびに地方厚生（支）局および都道府県が共同で、指導対象となる保険医療機関等または保険医等を一定の場所に集めて講習等の方式により行う。

2 集団的個別指導

集団的個別指導は、地方厚生（支）局および都道府県が共同で指導対象となる保険医療機関等を一定の場所に集めて個別に簡便な面接懇談方式により行う。

3 個別指導

個別指導は、厚生労働省または地方厚生（支）局および都道府県が次のいずれかの形態により、指導対象となる保険医療機関等を一定の場所に集めてまたは当該保険医療機関等において個別に面接懇談方式により行う。

（1）地方厚生（支）局および都道府県が共同で行うもの（以下「都道府県個別指導」という）

（2）厚生労働省ならびに地方厚生（支）局および都道府県が共同で行うもの（（3）に掲げるものを除く。以下「共同指導」という）

（3）厚生労働省ならびに地方厚生（支）局および都道府県が共同で行うものであって、特定の範囲の保険医療機関等または緊急性を要する場合等共同で行う必要性が生じた保険医療機関等について行うもの（以下「特定共同指導」という）

表2 個別指導の選定基準

---

① 支払基金等、保険者、被保険者等から診療内容または診療報酬の請求に関する情報の提供があり、都道府県個別指導が必要と認められた保険医療機関等

② 個別指導の結果、第7の1の（2）に掲げる措置が「再指導」であった保険医療機関等または「経過観察」であって、改善が認められない保険医療機関等

③ 監査の結果、戒告または注意を受けた保険医療機関等

④ 集団的個別指導の結果、指導対象となった大部分の診療報酬明細書について、適正を欠くものが認められた保険医療機関等

⑤ 集団的個別指導を受けた保険医療機関等のうち、翌年度の実績においても、なお高点数保険医療機関等に該当するもの（ただし、集団的個別指導を受けた後、個別指導の選定基準のいずれかに該当するものとして個別指導を受けたものについては、この限りでない）

⑥ 正当な理由がなく集団的個別指導を拒否した保険医療機関等

⑦ その他とくに都道府県個別指導が必要と認められる保険医療機関等

※②の「第7の1の（2）に掲げる措置」とは「個別指導」を意味する

文献2に筆者加筆

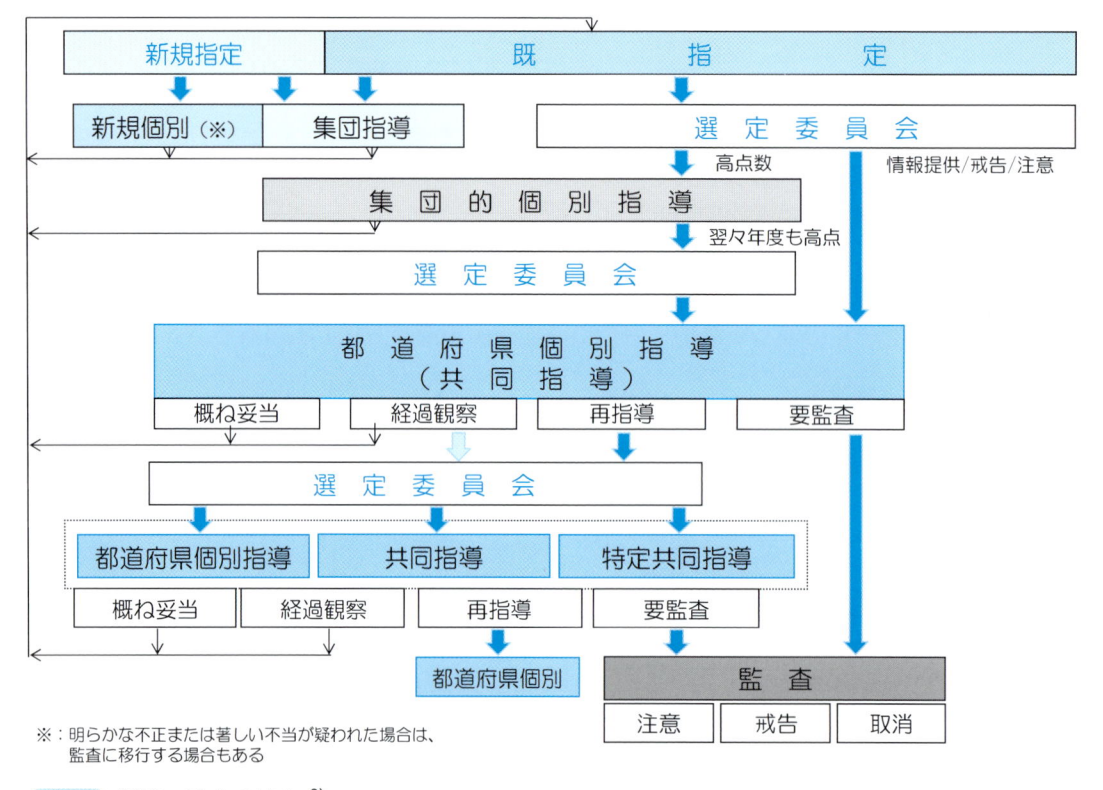

※：明らかな不正または著しい不当が疑われた場合は、監査に移行する場合もある

図1 指導・監査の流れ [3]

① 個別指導の選定のされ方

　初めて個別指導を受ける場合は、ほとんどが**表2**の①か⑤のどちらかになります。①はいわゆる「タレコミ案件」と言われる情報提供によるもので、その多くは内部通報になります。⑤はいわゆる「高点数」と言われるもので、診療報酬明細書の平均点数が高い保険医療機関が対象となります。1年間の平均点数が"一定の基準"を超える保険医療機関を対象に、その上位8%（都道府県内に100機関あれば8機関）が**表1**および**図1**の集団的個別指導に選定されます。そして、その翌年度の平均点数を再度計算し、なお"一定の基準"を超えていると、上位4%（都道府県内に100機関あれば4機関）の保険医療機関が**表1**および**図1**の個別指導に選定されます。

令和6年度　東京都内の保険医療機関等の診療科別平均点数一覧表

1　医科　　　　　　　　　　　　　　（レセプト1件あたりの平均点数）
（1）　病院

一般病院	60,949 点
精神病院	42,367 点
臨床研修指定病院・大学附属病院・ 特定機能病院	73,686 点

（2）　診療所

内科　（人工透析有以外（その他））	1,323 点
内科　（人工透析有以外（在宅））	1,983 点
内科　（人工透析有）	10,540 点
精神・神経科	1,370 点
小児科	1,692 点
外科	1,448 点
整形外科	1,472 点
皮膚科	711 点
泌尿器科	3,245 点
産婦人科	3,961 点
眼科	979 点
耳鼻咽喉科	973 点

2　歯科	1,219 点
3　薬局	1,048 点

図2　診療科別平均点数一覧表の例 [4]

基礎となる平均点数（**図2**）は毎年公表され、厚生（支）局のウェブサイトにも掲載されます。ここでいう"一定の基準"とは、病院においては「公表された平均点数を1.1倍したもの」になります。

　このことからもわかるように、集団的個別指導に選定された2年後に個別指導に選定された場合は、一部を除き、**表2**の⑤「高点数」に該当したものがほとんどです。しかし、集団的個別指導に選定されていないにもかかわらず、いきなり個別指導に選定された場合は、**表2**の①「情報提供」が原因であることがほとんどです。この場合、内部通報によることが多いため、個別指導を実施する厚生（支）局などは、不適切であったり不正による請求行為の証拠を持っ

ていることが多く、その対応は慎重に行う必要があります。このケースで隠ぺいや改ざんなどの悪意性や不正行為が確認されれば、「監査」に移行します。

「集団的個別指導」と似た言葉に「集団指導」があります。これは、2年に1回の診療報酬改定時に行われる改定時集団指導、保険医療機関の更新時に行われる指定更新時集団指導、新規開業後おおむね1年以内の期間に行われる新規指定時集団指導が該当します。混同しないようにしましょう。

② 指導の実際

　集団的個別指導や個別指導の通知は、1カ月前に簡易書留郵便で開設者宛に通知されます。通常の個別指導では患者30人分が対象として抽出され、厚生（支）局側はその患者の請求済みの診療報酬明細書の写しを手元に用意して念入りに精査したうえで、当日、細かくその内容について確認します。該当する患者リストは7日前に（DPCを採用している病院では1カ月前に送付される実施通知と同時に）20人分、前日に10人分が通知されるので、指導を受ける側はその患者の診療録や検査データなどを準備します。指導会場は、病院側で院内の会議室などを用意します。指導では厚生（支）局の指導医療官や保険指導医（東京都などは国民健康保険部署の医師も含まれます）が診療内容を確認し、また事務職員が事務的事項の確認をします。

　ここで、診療内容で確認される代表的なものを例示します。

✎ ①傷病名の一致

　診療報酬明細書と診療録の傷病名（疑い病名も含む）が突合（とつごう）されます。とくに長期間付与されたままの急性疾患や疑い病名などは、

医師が診断したものではなく、事務担当者が診療報酬明細書の査定逃れのために勝手に付与したものではないかと疑われます。

②検査・画像診断の目的と結果評価の記載

保険医療機関及び保険医療養担当規則（療養担当規則）第20条第1号ホには、「各種の検査は、診療上必要があると認められる場合に行う」とあります。検査を実施した際には、何を根拠として、どのような必要性があって行ったのか、また必要とした検査の結果をどのように評価（判断）したのかなどの記載が診療録にあって当然です。これらがしっかり記載されているかをチェックされます。

③医学管理等における管理内容・治療計画の要点などの記載

点数請求区分がBに属する「医学管理等」は数多くありますが、そのほとんどにおいて「管理内容の要点を診療録に記載する」や「治療計画の要点を診療録に記載する」とされており、場合によっては検査結果の具体的な数値の記載が求められているものもあります。例として「特定疾患療養管理料（B000 225点）」を請求する場合には、「管理内容の要点を診療録に記載する」と通知に明示されています。なお、再診料の「外来管理加算」と一緒に請求する場合は、診療録の記載事項は誰が見てもわかるように別々に記載しなければなりません。そのほか医学管理等における診療録に記載が必要な事項については、それぞれの点数の通知に明記されています。

④在宅医療における診療内容の要点などの記載

点数請求区分がCに属する「在宅医療」も数多くありますが、そのほとんどにおいて「診療内容の要点を診療録に記載する」などとされており、場合によっては同意書や説明書類の診療録への添付が求められているものもあります。在宅医療における診療録に記載が必要な事項についてはそれぞれの点数の通知に明記されていますが、「C100 退院前在宅療養指導管理料」以後C121までの点数に

ついては、「診療報酬の算定方法の一部改正に伴う実施上の留意事項について」（保医発0305第4号）の「第2節 在宅療養指導管理料」の「第1款 在宅療養指導管理料」に、「11　当該在宅療養を指示した根拠、指示事項（方法、注意点、緊急時の措置を含む。）、指導内容の要点を診療録に記載すること」[5]と明記されています。この部分を見落とすことなく診療録に記載しなければなりません。

このような傾向から、看護師が関わる分野において個別指導で重点的にチェックされることはほとんどありませんが、個別指導の実施とあわせて適時調査が実施されることがほとんどであり、適時調査のチェック項目には看護師が関わる項目が多くありますので、油断はできません。

③ 指導後の結果通知

個別指導が終了すると、おおむね1カ月程度で結果通知が送付されます。その結果は**表3**のいずれかになります。③「再指導」とされた場合は、翌年度以後に再度、個別指導が実施され、主に指摘された項目の改善状況を再度チェックされることとなります。

なお、個別指導において算定要件を満たさない保険請求が指摘された場合は、過去1年間にさかのぼって診療録などの状態を自己点検し、指摘されたものと同じように要件を満たさない事例が確認された場合は、自主的に保険者などへ返還する「自主返還」の指導がされます。

「監査」とは

健康保険法第78条の規定により、厚生労働省、厚生（支）局、都道府県が、不正請求や著しい不当請求が疑われる保険医療機関、ま

表3 個別指導後の措置[6]

① **概ね妥当**
診療内容および診療報酬の請求に関し、おおむね妥当適切である場合

② **経過観察**
診療内容または診療報酬の請求に関し、適正を欠く部分が認められるものの、その程度が軽微で、診療担当者等の理解も十分得られており、かつ、改善が期待できる場合
なお、経過観察の結果、改善が認められないときは、当該保険医療機関等に対して再指導を行う。

③ **再指導**
診療内容または診療報酬の請求に関し、適正を欠く部分が認められ、再度指導を行わなければ改善状況が判断できない場合
なお、不正または不当が疑われ、患者から受療状況等の聴取が必要と考えられる場合は、速やかに患者調査を行い、その結果をもとに当該保険医療機関等の再指導を行う。患者調査の結果、不正または著しい不当が明らかとなった場合は、再指導を行うことなく当該保険医療機関等に対して「監査要綱」に定めるところにより監査を行う。

④ **要監査**
指導の結果、「監査要綱」に定める監査要件に該当すると判断した場合
この場合は、後日速やかに監査を行う。
なお、指導中に診療内容または診療報酬の請求について、明らかに不正または著しい不当が疑われる場合にあっては、指導を中止し、直ちに監査を行うことができる。

たは個別指導を正当な理由なく拒否した場合に対して、診療報酬の請求状況を確認するために実施するものです。通常はいきなり監査となることはなく、最初に個別指導が実施され、その中で明らかな不正請求や著しい不当請求、記録や証拠書類の隠ぺいや改ざんなどが確認され、**表3**の④「要監査」に該当すると判断された場合に監査に移行することがほとんどです。よって、個別指導時の対応は慎重に行うことは言うまでもありません。

健康保険法第78条第1項には次のように記載されています。

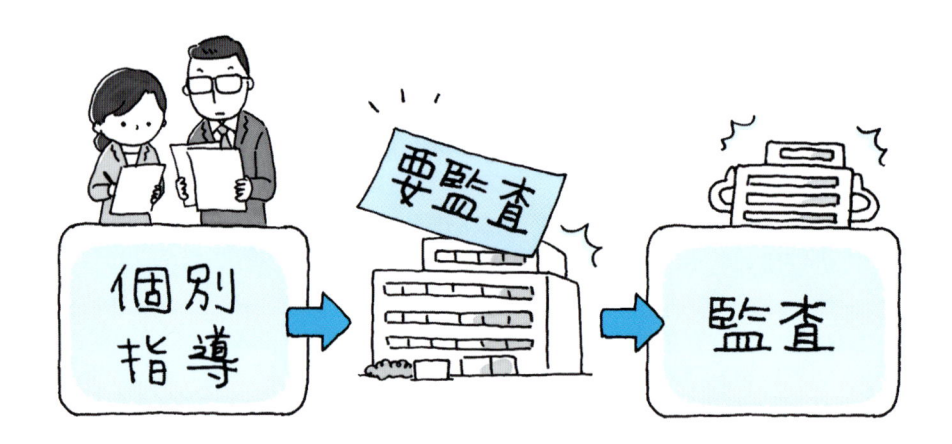

個別指導で「要監査」に該当すると判断された場合に「監査」に移行する

<健康保険法第78条第1項>
厚生労働大臣は、療養の給付に関して必要があると認めるときは、保険医療機関もしくは保険薬局もしくは保険医療機関もしくは保険薬局の開設者もしくは管理者、保険医、保険薬剤師その他の従業者であった者（以下、この項において「開設者であった者等」という）に対し報告もしくは診療録その他の帳簿書類の提出もしくは提示を命じ、保険医療機関もしくは保険薬局の開設者もしくは管理者、保険医、保険薬剤師その他の従業者（開設者であった者等を含む）に対し出頭を求め、または当該職員に関係者に対して質問させ、もしくは保険医療機関もしくは保険薬局について設備もしくは診療録、帳簿書類その他の物件を検査させることができる。

　ここには「監査」という言葉は出てきませんが、同法第80条とさらに同条第4号に次のように定められています。

> ＜健康保険法第80条＞
> 厚生労働大臣は、次の各号のいずれかに該当する場合においては、当該保険医療機関または保険薬局にかかる第63条第3項第1号の指定を取り消すことができる。
>
> ＜健康保険法第80条第4号＞
> 保険医療機関または保険薬局が、第78条第1項（第85条第9項、第85条の2第5項、第86条第4項、第110条第7項および第149条において準用する場合を含む。次号において同じ）の規定により報告もしくは診療録その他の帳簿書類の提出もしくは提示を命ぜられてこれに従わず、または虚偽の報告をしたとき。

　虚偽の報告や答弁をしたり、個別指導の実施を拒否した場合には、国は保険医療機関の指定の取消ができることから、一般的に「監査」と呼ばれています。

監査における行政処分

　監査が実施された場合は、不正や不当請求の有無と程度によって次の行政処分が行われます。

✎ 取消処分

　故意、または重大な過失により、不正または不当な診療報酬の請求を行った場合で、原則として処分後5年間は保険診療ができなくなります。また、このような行為を行った医師に対してはその処分に留まらず、「医道審議会」により「医師免許取消」も含めた厳しい行政処分がされることがあります。

✎ 戒告

　取消処分には至らない程度で不当な診療報酬の請求を行った場合

で、保険診療は続けられますが、厚生（支）局から「戒告」の処分通知が発せられます。なお、翌年度を目途として個別指導の対象に選定されます。

◆ 注意

取消や戒告の処分には至らない程度の不当な診療報酬の請求を行った場合で、保険診療は続けられますが、厚生（支）局から「注意」の処分通知が発せられます。なお、翌年度を目途として個別指導の対象に選定されます。

監査において不正もしくは不当な診療報酬の請求が確認された場合は、過去5年間にさかのぼって診療録などの状態を自己点検し、算定（請求）の要件を満たさないものについては保険者などへ返還を行う指導がされます。また、健康保険法第58条の規定により、保険者に返還する金額はすでに支払いを受けた額に対して4割増の額となります。さらに取消処分となった場合は、厚生（支）局が保険医療機関名やその内容を報道機関に発表するため、新聞やテレビなどのニュースで広く周知されることとなります。

 引用・参考文献

1）厚生労働省．保険医療機関等及び保険医等の指導及び監査について．平成7年12月22日．2.
https://www.mhlw.go.jp/seisakunitsuite/bunya/kenkou_iryou/iryouhoken/dl/shidou_kansa_11.pdf（2024年8月閲覧）
2）前掲書1．4.
3）厚生労働省．指導・監査の流れ.
https://www.mhlw.go.jp/seisakunitsuite/bunya/kenkou_iryou/iryouhoken/dl/shidou_kansa_08.pdf（2024年8月閲覧）
4）関東信越厚生局．管内各都県の保険医療機関等の診療科別平均点数について．令和6年度　保険医療機関等の診療科別平均点数一覧表：東京都（東京事務所）.
https://kouseikyoku.mhlw.go.jp/kantoshinetsu/gyomu/gyomu/hoken_kikan/heikin.html（2024年8月閲覧）
5）厚生労働省保険局医療課長ほか．診療報酬の算定方法の一部改正に伴う実施上の留意事項について．別添1 医科診療報酬点数表に関する事項．保医発0305第4号．令和6年3月5日．271.
https://www.mhlw.go.jp/content/12404000/001293312.pdf（2024年8月閲覧）
6）前掲書1．7-8.

4 ここに注意！ その1　適時調査
あるあるチェックポイント

株式会社施設基準総合研究所 代表取締役

竹田 和行

　適時調査では、保険医療機関等に対して、届出された「施設基準の要件を満たしているか」について実地調査が行われます。その際にどのようなことが不適切事例として指摘されやすいのか、看護に関わる事項をいくつか紹介します。

「看護職員夜間配置加算」における落とし穴

　看護職員夜間配置加算は、急性期看護補助体制加算などの施設基準の2階建て部分です。重要なのは、**表1**の要件を満たした場合に届出が可能になるということです。

　ここでのポイントは、夜勤帯においては該当するすべての病棟で、看護職員が最低でも3名以上勤務していなければならないことです。つまり夜勤帯で看護職員3名配置の病棟では、遅刻や早退、

表1　看護職員夜間12対1配置加算の施設基準（抜粋）

当該病棟において、夜間に看護を行う看護職員（看護師と准看護師）の数は、常時、当該病棟の入院患者の数が12（看護職員夜間16対1配置加算の場合には「16」）またはその端数を増すごとに1に相当する数以上であること。ただし、同一の入院基本料を届け出ている病棟間においてのみ傾斜配置できるものであること。
なお、当該病棟において、夜間に看護を行う看護職員の数が前段に規定する数に相当する数以上である場合には、各病棟における夜勤を行う看護職員の数は、前段の規定にかかわらず、3以上であることとする。

中抜けなどによりそのうちの1名がたとえ1分でも病棟を留守にすると、その瞬間に3名配置が満たせなくなります。

　実際に、現場で勤務している看護職員や各病棟の管理が甘かったことにより、3名配置ができていなかった事例を厚生（支）局から指摘され、当該施設基準に関わる診療報酬の返還を指導された事例がありました。

　では、厚生（支）局の調査担当者はどのような手法でこれらの不適切事例を見つけ出すのか、簡単に説明します。

① タイムカードのチェック

　3名配置の病棟について、夜勤者の出勤時刻を綿密にチェックします。具体的には夜勤帯の勤務開始時刻を確認し、遅刻している者がいないかタイムカードを全件チェックします。多大な作業になりそうなイメージがありますが、筆者が実際に作業した際は、単純作業なので面倒な手間や多くの時間をかけなくても不具合な事例を抽出することは容易と感じました。

　たとえば日勤時間の終了が17時00分の場合、この時刻以後の印字がある夜勤者のタイムカードを探すだけの作業になります。該当するマス目を上から順番に見て16時台の印字はすべてセーフと考えられ、17時台の印字はアウトと判断できます。その際、17時ピッタリならセーフと思いがちですが、厚生（支）局側はタイムカードの機械の位置と、そこから勤務場所までの移動時刻を前もって聞き取りしています。そして、たとえば移動時間が最低でも2分以上は必要と確認されれば、作業開始前に病院側に対して「16時59分の印字ですと17時の勤務開始には絶対に間に合いませんね。この時刻から後は病棟不在と判断しますがよろしいですね」といった話をしてからチェックを開始します。病院側も「16時59分以後はア

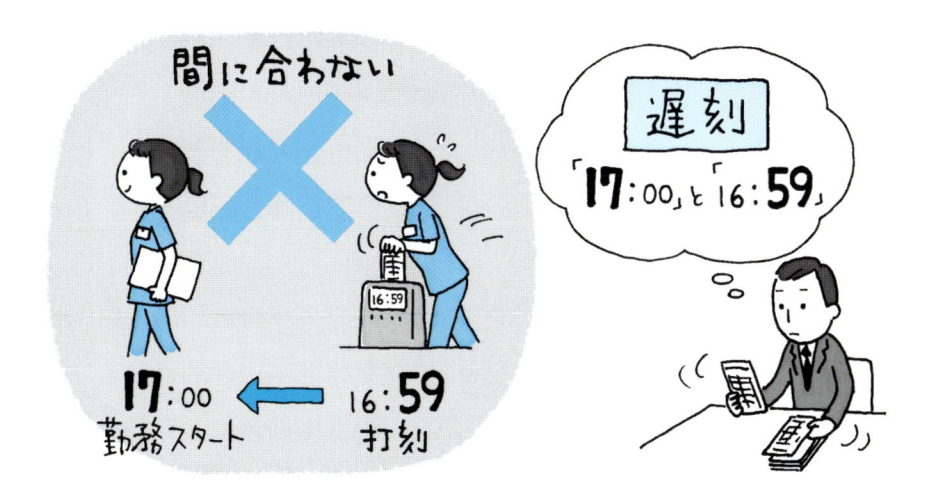

ウト」と事前に認めてしまっているので、この時刻以後の印字が見つかればその事実を受け入れるだけで抗弁のしようがありません。タイムカードをサッと見て「17」や「59」の数字を見つけるだけなので、誰でも簡単に探し出すことが可能なのです。

② 外来部門の看護管理日誌や日報のチェック

　夜勤帯において救急などの外来を受け入れている病院においては、それらに対応する看護職員をどのように配置しているかが確認されます。

　外来に専従者を配置している場合は、配置している看護職員数を超えて患者対応をすることがあるかどうかのチェックが入ります。どこからか応援が来ていないか、来ていた場合にはどこから来たのか、応援勤務した時間帯において元の病棟の夜勤配置数は満たされているかなどがチェックされます。

　また、専従者を配置していない場合は、どこの部署の職員が対応したのかについて、前述した方法で同様に確認されます。外来部門にある看護管理日誌や日報には、患者が来た時刻や対応した看護師

などの氏名や対応時間が記載されていることが多いことから、これらの記録に病棟の看護師が含まれていないかの確認がされます。そして病棟の看護師が対応した記録があれば、その時間帯は病棟を不在にしている証拠となるので、病棟の勤務者数からその人数が減算されます。

たとえば看護職員３名配置の病棟から応援に出てしまうと、当然ですがその間の病棟勤務者は２名と判断されます。看護職員夜間配置加算では、病棟勤務の看護職員数は最低でも３名とされているので、２名しか勤務していない事実が判明すれば、当該施設基準を満たしていないと判断されます。

なお、病棟で夜勤勤務していた看護師が、病棟以外の電子カルテの端末機を操作したことがあるか、端末のアクセスログを確認して綿密なチェックが行われることがあります。通常の適時調査においてはこのようなチェックを行うことはほとんどなく、そのような場合は厚生（支）局に何らかの情報提供（ほとんどのケースは内部通報）がされているので、事実を隠してごまかすようなことはせず、素直に不適切な事例を認めて診療報酬返還の指導を受け入れたほうが無難です。隠ぺいや虚偽説明などが確認されると「監査」に移行し、病院の保険医療機関指定の取消へと進められることもあります。

このような不具合が発生してしまう原因ですが、多くは現場における誤認識（ルールの理解不足）と管理の甘さであると考えます。かなり前より入院基本料を算定している病棟では「夜勤体制は看護職員の複数配置」との考え方があります。夜勤帯では最低２名以上の看護職員の配置が原則であることは周知の事実であり、この考え方を知らない看護職は少ないでしょう。しかしこの考え方が固定概念として頭の中に残っていると、３名配置は「１名の余剰がある」

と考えてしまうことは不思議ではありません。看護職員夜間配置加算における「最低でも3名以上配置」の施設基準は、2012年に新設された比較的歴史の浅いものなので、自病棟において新しい考え方のルールが適応されていることを知らない看護職が存在する可能性は低くはないと考えられます。また、3名のうち1名が少し遅刻したり中抜けしても2名以上が勤務していれば現場の業務がすぐにひっぱくすることもないので、大きな問題とは認識せずにそのまま見逃されてしまうこともあり得ます。

これらのことを厚生（支）局の調査担当者は十分に認識しており、1カ月間に1つや2つの不適切事例があることを想定して書類の確認を行うため、意外と簡単に発見されることが多いものです。調べる看護職員数にもよりますが、実際に不適切事例が存在する場合、早ければ10数分程度、遅くても1時間程度もあればほとんど見つけられます。

「夜勤専従者」における落とし穴

入院基本料において、急性期一般入院基本料や地域一般入院基本料、精神病棟入院基本料などを届出した場合には、「看護職員の月当たりの平均夜勤時間数は72時間以内」とされています。

この72時間の計算は、簡潔に言えば、夜勤時間数の合計を夜勤に従事した人数で割り算することで求めます。この計算において、通知では「専ら夜勤時間帯に従事する者（以下、夜勤専従者）は、実人員数および延べ夜勤時間数に含まないこと」とされており、夜勤専従者が実施した夜勤時間数は計算対象としないこととされています。夜勤専従者は夜勤勤務だけで勤務時間数を確保するため、1カ月間において100時間を越えて150時間や160時間程度の夜勤

表2 疑義解釈 2007 年 4 月 20 日　問 34 [1]

> （問 34）入院基本料の施設基準において、夜勤専従者が、日勤の看護職員の急病時などの緊急やむを得ない場合に日勤を行った場合には、当該月は夜勤専従者とはみなされないのか。

（答）勤務計画表に日勤が組み込まれていない者であって、日勤の看護職員の急病時などの真に緊急やむを得ない場合に限り日勤を行った程度のものであれば、夜勤専従者とみなして差し支えない。ただし、頻繁に日勤を行う必要性が生じることは想定されないことから、日勤を行うことが認められるのは、月に 1 回であることに留意されたい。

勤務をしている者も多く存在します。これだけの時間数の夜勤勤務を行っていても月平均夜勤時間数の計算には含まれないため、夜勤時間数の実際の計算値が通常よりも低くなります。そのため夜勤専従者を採用している病院は少なくありません。

しかし夜勤専従者の勤務形態を錯覚したことで、夜勤専従者にならない状態に陥ってしまい、該当者に 150 時間程度の夜勤勤務をさせた結果、実際の月平均夜勤時間数が 72 時間を軽く超過してしまった事例がありました。

原因は、夜勤専従者に通常の日勤勤務をあててしまったことでした。「夜勤専従」なので、言葉の意味からしても「夜勤時間だけ勤務する」と解釈するのが一般的です。しかし夜勤専従者の取り扱いには特例があり、過去に厚生労働省保険局医療課から発出された「疑義解釈資料の送付について」（以下、疑義解釈）にその内容が示されています（**表 2**）。

この疑義解釈にある「日勤を行うことが認められるのは、月に 1 回であることに留意されたい」の部分だけに注目してしまい、勝手

に解釈してしまったことが原因と考えられました。この誤解釈によって、夜勤専従者であった看護師に毎月1回程度の日勤をさせてしまい、結果として夜勤専従者にあてはまらなくなったことから該当者の夜勤勤務時間数をすべて計算に含めなくてはならなくなり、その計算値は72時間を大幅に超過し、入院基本料を減額したりしなければならなくなりました。

施設基準のルールは施設基準の告示や通知に明記されますが、それに加えて先に例示した疑義解釈にも細かな取り扱いが明示されます。これらをすべて正確に把握して理解することで、ルール通りの取り扱いが可能となります。都合よく勝手に誤った解釈をしてしまうとルール違反となり、診療報酬の返還の指導がされることは明確です。この疑義解釈はかなり昔から数多く発出されていますが、入院基本料における看護要員の計算方法が今の考え方に変わったのが2006年なので、少なくともこれ以後の分は正確に把握する必要があります。その数は2024年6月までで、新型コロナの特例に関するものも含めると約6,200件程度になり、通常ではこれらすべての疑義解釈を把握・管理することは相当に困難です。市販の施設基準管理システムにおいては「ワード検索」できる仕組みもあるので、このようなシステムを活用する方法も選択肢の一つと考えます。

研修の未実施は要注意

施設基準においては、いろいろな院内研修の実施や外部研修の受講が求められています。施設基準に明示されている院内研修が実施されなければ届出を出すことはできず、当然、該当する診療報酬を得ることもできません。たかが「研修」ですが、されど「研修」なのです。

表3 認知症ケア加算1の施設基準（抜粋）

①認知症ケアチームにより、認知症患者に関わる職員を対象として、認知症患者の
ケアに関する研修を定期的に実施すること
②認知症患者に関わるすべての病棟の看護師等は、原則として年に1回、認知症患
者のアセスメントや看護方法等について、認知症ケアチームによる研修または院
外の研修を受講すること

　通常では、施設基準の中で実施が求められている院内研修は1種
類の事例がほとんどです。このことから、実際には2種類の研修の
実施が必要であったにもかかわらず、1つを失念してしまい、結果
として「研修が実施されていない」との指摘を受け、診療報酬返還
の指導を受けることがあります。

　たとえば「認知症ケア加算1」の施設基準では、**表3**のルールが
定められています。つまり「認知症患者に関わる職員を対象とした
認知症患者のケアに関する研修」と「認知症患者に関わるすべての
病棟の看護師等を対象とした認知症患者のアセスメントや看護方法
等についての研修」の2種類が必要となります。これを錯覚し、こ
の中の片方の研修を企画・実施していなかったことが適時調査で確
認され、届出した認知症ケア加算1の施設基準が無効と判断されて
当該診療報酬の返還の指導を受けた事例がありました。

　研修の企画と実施についてはいろいろな部署で行うと思います。
職員全体に関わることは研修委員会で、看護職員に対するものは看
護部で企画することが多いようですが、ここに示した事例にあては
めると、後者は看護部においてきちんと企画していれば実施漏れに
なることはないと考えます。一方、前者をどこが企画するのかの連
携が不十分だと、看護部側では「研修委員会で実施すると思ってい
た」とか、研修委員会側では「病棟の看護師の研修と連動して看護

部で企画すると思っていた」といったすれ違いが発生します。

　施設基準において義務化されている院内の研修は多種多様で、数も相当数あります。必要なすべての研修を網羅できるように、普段からの連携と管理体制が重要です。

研修の実施方法は正しいか

　新型コロナが流行した時期は、人が密になることが感染拡大を招くとの観点から、対面での研修を見合わせた病院も多かったようです。代わりに研修をオンラインや録画した DVD の視聴に変えたところもありましたが、それらの是非について明確な取り扱いが示されておらず、また新型コロナの拡大を抑える考え方も作用して、厚生(支)局においても、とくに細かな指導やチェックは実施していませんでした。その後、2022 年 3 月 31 日に**表 4**（次ページ）の疑義解釈が示されたことにより、対面での研修以外の方法について一定のルールが明確化されました。

　ここに示された方法で行えば研修を対面で実施しなくても差し支えありませんが、逆に言えば、示された方法をとらなければ「研修が実施されていない」との指摘を受けることになります。もしそのような指摘を受けた場合、該当する施設基準の届出は無効と判断され、対象となる診療報酬の返還の指導を受けることもあります。

　とくにここで注意していただきたいのが、単に DVD を配付するだけではルールを満たしていないということです。**表 4** の「理解度の把握」で明示されているように、「読み飛ばし防止」と「講座ごとに知識習得確認テストを設定する」に関して、何らかの方策を講じる必要があります。そうでなければ実際に講座を受講したかが判断できず、認めてもらうことはできません。

表4 疑義解釈 2022 年 3 月 31 日　問 257 [2]

（問 257）オンライン会議システムや e-learning 形式等を活用し、研修を実施することは可能か。

（答）可能。なお、オンライン会議システム、動画配信や e-learning 形式を活用して研修を実施する場合は、それぞれ以下の点に留意すること。

＜オンライン会議システムを活用した実施に係る留意点＞
○ 出席状況の確認
（例）
・受講生は原則として、カメラをオンにし、講義中、事務局がランダムな時間でスクリーンショットを実施し、出席状況を確認すること。
・講義中、講師等がランダムにキーワードを表示し、受講生に研修終了後等にキーワードを事務局に提出させること。
○ 双方向コミュニケーション・演習方法
（例）
・受講生からの質問等については、チャットシステムや音声発信を活用すること。
・ブレイクアウトルーム機能を活用してグループごとに演習を実施後、全体の場に戻って受講生に検討内容を発表させること。
○ 理解度の確認
（例）
・確認テストを実施し、課題を提出させること。

＜動画配信または e-learning 形式による実施に係る留意点＞
○ 研修時間の確保・進捗の管理
（例）
・主催者側が、受講生の学習時間、進捗状況、テスト結果を把握すること。
・早送り再生を不可とし、全講義の動画を視聴しなければレポート提出ができないようにシステムを構築すること。
○ 双方向コミュニケーション
（例）
・質問を受け付け、適宜、講師に回答を求めるとともに、質問・回答について講習会の Web ページに掲載すること。
・演習を要件とする研修については、オンライン会議システムと組み合わせて実施すること。
○ 理解度の把握
（例）
・読み飛ばし防止と理解度の確認のため、講座ごとに知識習得確認テストを設定すること。

　この疑義解釈が発出されてから2年以上経過していますが、存在すら知らない病院が少なくないことに驚いています。大きな病院の施設基準の担当者ですら知らなかったこともありました。原因は単純です。疑義解釈のすべてに目を通していないことしかありません。ルールが明示されているところを読まなければ、いかに優秀な担当者であっても知識不足に陥ることは明白です。施設基準のルールはいろいろなところに明示されており、誰もが見ることのできる厚生労働省のウェブサイトでも公開されているので、「知らなかった」では済まされません。場合によっては数千万円を越える診療報酬返還が指導されることも珍しくなく、病院の経営に多大なダメージをあたえる結果になりかねません。

　また、研修企画担当者が前任者より「研修はDVDで大丈夫」といった申し送りを受けているケースもあると思います。確かに新型コロナ全盛期のときは、厚生（支）局もDVDを配付しただけの事例に対して指摘がなかったことはあったと思われますが、これらのことを明確にするために2022年3月に前出の通知が発出されたので、これ以後の研修は対面で実施するか、この通知による方法でなければ無効と判断されます。知らなかったほうに落ち度があるのは一目瞭然のため、診療報酬返還の指導がされても文句の言いようがないのです。

引用・参考文献
1）厚生労働省保険局医療課. 疑義解釈資料の送付について（その7）. 平成19年4月20日. 11.
https://www.mhlw.go.jp/topics/2006/03/dl/tp0314-1c07.pdf（2024年8月閲覧）
2）厚生労働省保険局医療課. 疑義解釈資料の送付について（その1）. 令和4年3月31日. 67-8.
https://www.mhlw.go.jp/content/12404000/000983165.pdf（2024年8月閲覧）

ここに注意！ その2　適時調査

知っているようで知らないルール

株式会社施設基準総合研究所 代表取締役

竹田 和行

　第1章-4に続いて、適時調査において注意すべきポイントを示します。本稿では、現場の実態や施設基準などのルールを知らないために、ルール違反となりがちな事項を紹介します。

● 看護部長の現場知識は？

　適時調査においては、病院側の誰かが厚生（支）局の調査担当者の応対と、質問されたことについて説明をしなければなりません。誰を担当者にするかは病院側の考え方によりますが、看護職員全般に関わる項目は看護部長が代表して対応することが往々にしてあります。しかし質問されたり説明しなければならない内容は、現場で実際にやりとりされている書面や、実際の現場管理の事柄に及ぶものもあります。

　たとえば入院基本料における「入院診療計画の基準」の対応の際に、入院診療計画書の記載内容などについて質問されることがあります。適時調査においては提示する3名の患者について、その入院診療計画書に記載されていることを細かく把握していなければ、当然ですが回答したり説明することは不可能です。看護部長が普段から入院診療計画書に細かく立ち入って管理監督していることはほとんどないでしょうから、事前に綿密に予習しておかなければ説明できません。病院の代表者として説明の場に臨んでいることから、たとえ知らない内容であっても、何とかしなければならないとの焦り

や思いが先行して不確かなことを言ってしまうと、すぐに厚生（支）局の保険指導看護師から鋭い突っ込みが入り、あえなく撃沈という不本意な結果に至ることもあり得ます。

また「家族付添許可証等」についても、実際にどのような院内基準により、どのように書類がやりとりされ、医師が何をもってどう判断したのかなどの説明を求められることがあります。これも普段からルールと院内の実態、そして該当する患者のことを把握しておかないと正しく説明することは相当に困難です。

どちらも入院基本料の根本的なルールであることから、実態がルール違反と判断されると、最悪の結果、入院基本料そのものの届出と請求が認められなくなることもあり得ます。

このことは看護部長に限らず、適時調査において説明を担当するすべての従事者にあてはまるので、担当者は該当する施設基準のルールや、実態がルールに沿っていて問題ないことを説明できるように、十分な予習が必須です。厚生（支）局のベテラン調査担当者は、話し始めて数分の間に、自分の目の前にいる病院の担当者がルールを知っているのか知らないのか程度は見極められる技量を持っているものと思っておきましょう。

「医療安全対策加算」のルールを熟知しているか？

医療安全対策加算の施設基準にもいろいろなルールがあります。しかしこのルールを知らずに、施設基準で定める医療安全管理者として実務を担当している方があまりにも多いことを認識していただきたいと思います。

医療安全対策加算1と2には**表1**（次ページ）のルールがあります。一見、同じことを言っているように見えますが、医療安全管理

表1 医療安全対策加算の施設基準（抜粋）

＜医療安全対策加算１＞
当該保険医療機関内に、医療安全対策に係る適切な研修を修了した専従の看護師、薬剤師その他の医療有資格者が医療安全管理者として配置されていること。

＜医療安全対策加算２＞
当該保険医療機関内に、医療安全対策に係る適切な研修を修了した専任の看護師、薬剤師その他の医療有資格者が医療安全管理者として配置されていること。

者について１では「専従」、２では「専任」と区別されています。このことから、ほとんどの病院において看護師が医療安全管理者として配置され、管理を任されています。医療安全管理者の任命は看護部長が行うことが多いようですが、任命された看護師で施設基準に示されたルールを100%熟知している人は皆無のように見えます。**表1**の施設基準のルールで「医療安全対策に係る適切な研修を修了した」とされているため、医療安全対策加算の施設基準についても同研修の中で学んでいると錯覚している方が、任命者である看護部長も含めて数多く存在するように思います。

　この研修は、国および医療関係団体などが実施する40時間以上または5日程度のものであり、その内容は、医療安全に関する制度、医療安全のための組織的な取り組み、事例分析・評価・対策、医療事故発生時の対応、コミュニケーション能力の向上、職員の教育研修、意識の向上などのカリキュラムが盛り込まれたものとされています。つまり診療報酬における医療安全対策加算の中身についてなどは含まれていません。それにもかかわらず「研修」を受講したのだから、その中身を知っていると錯覚している方があまりにも多いように見受けられます。

　このような実態を放置していると、施設基準のルールを知らない職員がその施設基準の運用と管理を任されることになるため、ルール違反に陥ることは明確です。施設基準の管理担当になったのであれば、そのルールを隅々まで自己学習することは当然であり、任命した側にも施設基準のルールについて情報提供する義務が発生すると考えます。

● 「身体的拘束最小化の基準」への対応

　2024年度の診療報酬改定により、入院基本料と特定入院料（以下、入院基本料等）の根本的なルールの中に「身体的拘束最小化の基準」が新設されました。ここに明記されたルールを満たせないと、入院基本料等から1日40点（400円）の診療報酬を減算しなくてはなりません。2025年5月31日までは経過措置が講じられ、それまでの間に実行できるよう体制を整備すれば差し支えないようにされています。

　この基準においては、ルールの一部に**表2**が明示されています。これらをそのまま解釈すれば、2025年5月31日までに「身体的拘束を最小化するための指針」（以下、指針）を作成し、そこに明記した方法により、緊急やむを得ない場合で適切に身体的拘束を実施した場合には40点の減算にはならないと考えられます。

表2　身体的拘束最小化の基準（抜粋）

①患者または他の患者などの生命または身体を保護するため緊急やむを得ない場合を除き、身体的拘束を行ってはならない。

②身体的拘束を最小化するための指針を作成し、職員に周知し活用する。

しかし指針の作成を 2025 年 5 月 31 日まで先送りしても大丈夫なのか、今一度よく考えていただく必要があります。というのも、すでにこの指針かそれに類したものが作成されていなければならず、身体的拘束はそれに沿って適切に実施されていなければならない病院が相当数存在するということです。具体的には、次の①と②の施設基準を届出している病院が該当します。

① 認知症ケア加算1〜3

　この施設基準の届出をするためには、「身体的拘束の実施基準や鎮静を目的とした薬物の適正使用などの内容を盛り込んだ認知症ケアに関する手順書（マニュアル）を作成し、保険医療機関内に周知し活用すること」とされています。つまり身体的拘束の実施基準を明確化した「手順書」が存在しなければならないのです。一般的には「指針」より「手順書」のほうがより細かく具体的なものと理解されます。この施設基準の届出をしている病院においては、手順書がすでに作成され、現場で活用されているので、一般的には指針も存在するのが自然と考えられます。

② 急性期看護補助体制加算と看護補助加算

　2024 年 3 月 5 日に出された保医発 0305 第 4 号の通知、「診療報酬の算定方法の一部改正に伴う実施上の留意事項について」のなかにある「A207-3 急性期看護補助体制加算」において、（3）として**表 3** の内容が示されています[1]。ここに書かれている「『A101』療養病棟入院基本料の（20）」には、**表 4**（内容は看護補助加算も同様）の内容が示されています。なお、この通知名を短縮して、俗に「留意事項通知」と呼ばれることが多くあります。

　表 3 の内容は施設基準のルールには明示されていないので、これ

表3 留意事項通知における「A207-3 急性期看護補助体制加算」の（3）[1]

> ＜ A207-3　急性期看護補助体制加算＞
> （3）急性期看護補助体制加算を算定する病棟は、身体的拘束を最小化する取り組みを実施したうえで算定する。取り組み内容については、「A101」療養病棟入院基本料の（20）の例による。

表4 A101 療養病棟入院基本料の（20）（抜粋）[2]

> ●次に掲げる身体的拘束を最小化する取り組みを実施したうえで算定する。
> ア 入院患者に対し、日頃より身体的拘束を必要としない状態となるよう環境を整える。
> イ 身体的拘束を実施するかどうかは、職員個々の判断ではなく、当該患者に関わる医師、看護師など、当該患者に関わる複数の職員で検討する。
> ウ やむを得ず身体的拘束を実施する場合であっても、当該患者の生命および身体の保護に重点を置いた行動の制限であり、代替の方法が見いだされるまでの間のやむを得ない対応として行われるものであることから、可及的速やかに解除するよう努める。
> エ 身体的拘束を実施するにあたっては、次の対応を行う。
> 　（イ）実施の必要性等のアセスメント
> 　（ロ）患者家族への説明と同意
> 　（ハ）身体的拘束の具体的行為や実施時間等の記録
> 　（ニ）二次的な身体障害の予防
> 　（ホ）身体的拘束の解除に向けた検討
> オ 身体的拘束を実施した場合は、解除に向けた検討を少なくとも1日に1度は行う。なお、身体的拘束を実施することを避けるために、ウおよびエの対応をとらず家族などに対し付き添いを強要することがあってはならない。

までも適時調査においてはチェック対象にされていませんでしたが、個別指導や特定共同指導では点数の算定要件の可否を判断するためにチェックされることはありました。これらを経験した病院は知っている内容だと思います。

ここに示されたルールでは、身体的拘束を実施する場合において必要な事柄が細かく明示されています。当然ですが手順書や指針などが存在しなければルール通りに実行できません。ですので、この施設基準を届出している病院においては、前述した「認知症ケア加算1〜3」で説明した内容と同じことがあてはまるのです。

　このルールは施設基準の告示や通知にはなく、診療報酬（点数）を算定（請求）するルールのほうにしか明示がないことから、当該施設基準の届出をしている大多数の病院の看護部門において、その存在すら認識していないことがほとんどのようです。しかし「知らなかった」では済まされません。2025年5月以前であっても、個別指導などにおいて「身体的拘束に関して点数請求のルールを満たしていないので、診療報酬は返還してください」といった指導がされても文句は言えない状況であることを、再度認識していただきたいと思います。

③ 既存の手順書などの修正

　①と②で示した施設基準の取り扱いにおいて、2024年5月以前に存在する手順書、実施要領、指針などは、6月に新設された「身体的拘束最小化の基準」に明示されている内容を満たしているかを早急に精査して、不具合箇所があれば修正が必要です。また、新たに指針を作成する場合は、既存の資料などとの整合性についても精査しなければなりません。

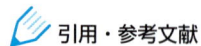 **引用・参考文献**

1）厚生労働省保険局医療課長ほか. 診療報酬の算定方法の一部改正に伴う実施上の留意事項について. 別添1医科診療報酬点数表に関する事項. 保医発0305第4号. 令和6年3月5日. 54.
https://www.mhlw.go.jp/content/12404000/001293312.pdf（2024年8月閲覧）
2）前掲書1. 34-5.

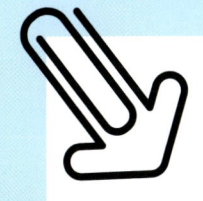

第2章

いざというときに
慌てない！
「適時調査」への
準備と対策

1 看護部門における適時調査の準備と対策

社会医療法人仁愛会 浦添総合病院
理事 兼 病院長補佐 兼 看護師確保・定着促進室長

伊藤 智美

- 事前提出書類では、入院基本料等の施設基準に係る届出書添付書類（様式9）が最も重要
- 勤務実績表と看護職員の配置状況がわかる書類は、提出前に様式9と勤務実績、会議の参加時間などと照合して確認する
- 当日準備書類で看護部門が関係するのは、入院基本料の施設基準に関する書類、基本診療料および特掲診療料の施設基準等の届出要件に記載された関係書類、研修要件のある施設基準に係る研修の修了証の写しなどがある
- 2024年度診療報酬改定で、重症度、医療・看護必要度において、いくつかの重要な見直しや改定が行われた

　適時調査において看護部門が担当する主な項目は、入院基本料を中心に看護補助加算や看護職員夜間配置加算など多岐にわたります。その中の主要項目について、「事前提出書類」に関するものと「当日準備書類」に関するものに分けて解説します。

事前提出書類

　適時調査の実施通知が届くと、調査日の10日前までに「保険医

表1 基本診療料の施設基準に係る書類：入院基本料等（抜粋）

○**入院基本料等（共通）**
①入院基本料等の施設基準に係る届出書添付書類（様式9）
　（「様式9」で届け出る特定入院料を含む）
②入院基本料等および特定入院料を算定している病棟（治療室含む）の勤務実績表
③勤務実績を確認する際に必要な次の書類
　・勤務実績表に用いている記号等の内容および申し送り時間がわかる一覧表
　・勤務形態（日勤、準夜勤、深夜勤など）ごとの勤務時間がわかる書類
　・会議、研修、他部署勤務の時間および出席者がわかる一覧表
④特定入院料を算定している治療室の日々の入院患者数等により看護職員の配置状況がわかる書類
⑤病院報告（患者票）【直近1年分】の写し

文献1を参考に筆者作成

療機関の現況」に関する書類とともに、入院基本料等においては、入院基本料等の施設基準に係る届出書添付書類（以下、様式9）や、勤務実績表などの看護要員の病棟配置状況などが確認できる書類の提出が求められます（**表1**）。事前準備としては、これらの書類を中心に診療報酬の届出をしている各届出様式および帳票類を改めて確認しておくことが必要です。

　ここでは看護部門に関連した診療報酬関連事項について、様式9および看護要員の病棟配置状況などが確認できる書類などの準備について取り上げます。

① 様式9の主な内容と作成時の注意点

✎ 看護配置基準の基礎知識

　入院基本料で最も大事な事項が「看護配置基準」です。看護配置基準とは、患者の人数に対して看護師が何人必要かを示したもので、各病院の入院基本料の診療報酬算定のもとになります。その診

表2 必要とされる看護師の総勤務時間数の計算例

7 対 1 病棟の 1 カ月の入院患者数が 40 名の場合
① 1 日当たりの看護師数
　40 人（入院患者数）÷ 7（7 対 1 の看護配置基準）× 3（定数）＝ 17.14 ≒ 18 人
② 1 日当たりの勤務時間数
　①で求めた 18 人× 8（定数）＝ 144 時間
③その月の総勤務時間数
　②で求めた 144 時間× 31 日（稼働日数）＝ 4,464 時間

療報酬算定において最も重要な書類が「様式 9」です。様式 9 の主な内容は、看護配置基準（7 対 1 や 10 対 1 など）、入院患者数、看護師の総勤務時間数などです。入院患者数とは毎日の 24 時現在に入院している患者の平均人数で、その日の退院患者は含みません。看護配置基準と入院患者数をもとに必要な看護師の総勤務時間数が計算されます（**表 2**）。

　この総勤務時間数を上回れば 7 対 1 入院基本料の施設基準を満たしていることになります。一方、下回ることがあれば、診療報酬の返還や類下げ（7 対 1 から 10 対 1 への届出変更）をしなければなりません。適時調査では、それぞれの病棟が届け出ている施設基準をもとに、各病棟の必要看護職員数が計算され、勤務計画や勤務実績が確認されます。看護配置基準は傾斜配置が認められているため、たとえば急性期一般入院料 1 が 8 病棟ある場合、重症度、医療・看護必要度に応じて病棟ごとに傾斜配置を行うことが可能です。ただし 8 病棟を合算した場合に看護配置基準を下回ってはいけません。また人数換算は、週の労働時間 40 時間を 1 とした常勤換算で表します。そのため短時間勤務職員の場合は、0.8 や 0.6 などとなります。

📎 月平均夜勤時間数の注意点

　厚生労働省から出されている様式9の書類は**図1**の通りです。この様式9の作成において最も注意しなければならないのは、第1

図1 様式9（1、2ページ目抜粋）[2]

章-4（51 ページ）でも説明していますが、看護職員の「月平均夜勤時間数」です。診療報酬算定においては、月の夜勤時間数の平均が72 時間以下でなければなりません。看護職員の日々の病棟での日勤帯や夜勤帯の勤務時間を入力し算出しますが、勤務時間の中には病棟以外での勤務や休憩時間は含まれず、医療安全や感染防止対策、褥瘡対策以外の委員会も含まれません。勤務予定表を作成した後、様式 9 にのっとって届出病棟における勤務実績を入力し、月平均夜勤時間数が 72 時間を超えていないことを確認します。しかし実際の現場では、急な休みなどで勤務変更が発生します。月平均夜勤時間数は実績での確認になるため、勤務変更などが発生した場合は途中で月平均夜勤時間数の確認が必要になります。なお、月平均夜勤時間数も届出病棟の合算数になるため、1 病棟で超えても合算値で超えていなければ問題ありません。

② 勤務実績表と看護職員の配置状況がわかる書類

表1にある、②入院基本料等および特定入院料を算定している病棟の勤務実績表と、④特定入院料を算定している治療室の日々の入院患者数等により看護職員の配置状況がわかる書類を準備します。

その際、勤務実績表を確認するために必要となる、勤務実績表に用いている記号などの内容がわかる書類も必要です。たとえば「−」は日勤、「○」は夜勤入り、「●」は夜勤明けなど、各施設の記号表をまとめて一覧にします。また、各勤務の申し送り時間を記載した書類も用意します。

さらに勤務形態（日勤、準夜勤、深夜勤など）ごとの勤務時間がわかる書類（たとえば日勤 8 時～17 時 30 分、夜勤 16 時 30 分～9 時など）も準備します。

入院基本料を算定している病棟の勤務実績は様式 9 に照らして確

表3 看護職員の配置状況がわかる書類の作成例

		1日	2日	3日	4日	5日	6日	7日	8日	9日	10日	11日	12日	13日	…
患者数		11	10	9	10	11	12	12	10	9	9	10	11	12	
看護職員数	日勤	8	8	7	8	8	9	9	8	8	8	8	8	9	
	夜勤	7	7	7	7	7	7	7	7	7	7	7	7	7	

表4 当日準備書類のうち看護部門に関連した書類

・入院基本料の施設基準に関する書類一式
・基本診療料および特掲診療料の施設基準等の届出要件に記載された関係書類一式
・研修要件のある施設基準に係る研修の修了証の写し
・入院案内（入院のしおり）

文献3を参考に筆者作成

認するため、会議や研修、他部署勤務者の時間および出席者がわかる一覧も揃えます。会議や研修の書類には、会議名、会議開催時間、会議参加者名（部署名）を記載しておきます。

　なお、表1の④特定入院料を算定している治療室の日々の入院患者数等により看護職員の配置状況がわかる書類は、日付を横軸として、当該病棟の日誌などから最多の患者数および看護職員の最小配置数を記載し、作成します（表3）。

　これらの書類は、入院基本料および特定入院料ごとに確認されます。様式9と勤務実績、会議の参加時間などが照合され、齟齬（そご）がないかを確認するための資料となるので、提出前にそれぞれの書類の照らし合わせを行い、確認してから提出しましょう。

● 当日準備書類

　当日準備する書類のうち、看護部門が関係するのは表4に記載さ

れているものです。このうちの入院案内（入院のしおり）以外について順に説明します。

① 入院基本料の施設基準に関する書類一式

入院基本料の施設基準に関する書類は**表5**の通りです。参考までに（1）〜（7）を簡単に説明します。（1）（2）の書類においては、毎月の様式9作成において、その根拠となる平均入院患者数や平均在院日数などを医事部門に提出してもらう仕組みが必要です。（3）の書類においては、患者数や看護職員数などが記載されている治療室を含む病棟管理日誌と様式9の整合性の確認も必要になります。（4）（5）（7）の書類は、診療報酬上の記載要件を満たした作成症例を作成例として提出します。また（6）は看護補助者の業務範囲を定め、院内規程として組織内承認を得たものを提出します。

2024年度診療報酬改定においては、入院患者の状態に応じた適切な評価を行うという点から、急性期一般入院料1における平均在院日数、重症度、医療・看護必要度の評価項目や該当患者割合の基準などについて、急性期入院医療の必要性に応じた見直しの議論が行われました。結果、将来の医療ニーズおよび人口構成の変化を踏まえて、該当患者割合の基準を一定程度高く設定することが入院患者の状態に応じて適切に医療資源を投入する体制の構築を進めるにあたり重要と考えられ、改定が行われました。

その重症度、医療・看護必要度の改定の主なポイントは、①急性期一般入院料1の施設基準の見直し ②一般病棟の評価項目の見直し ③急性期一般入院料1のすべての病院で「重症度、医療・看護必要度Ⅱ」（EF統合ファイル）を使用 ④施設基準の見直し ⑤入院料の通則の改定の5つです。順に説明します。

表5 入院基本料の施設基準に関する書類[3]

○ **入院基本料等（共通）**

(1) 入院基本料等の施設基準に係る届出書添付書類（様式9）の平均入院患者数の算出の根拠となる書類（直近1年分）

(2) 入院基本料等の施設基準に係る届出書添付書類（様式9）の平均在院日数の算出の根拠となる書類（別途、治療室、病棟単位で平均在院日数が規定されているものを含む）（直近3カ月分）

(3) 治療室を含むすべての病棟管理日誌（提出した様式9または勤務表と同一期間に係るもの）

(4) 看護記録（患者個人の経過記録、看護計画）（作成例3例）

(5) 家族の付き添いについて医師の許可が確認できる書類（付添許可証等）（作成例3例）

(6) 看護補助者の業務範囲を定めた院内規程
　　※主として事務的業務を行う看護補助者を配置している場合は、看護補助者が行う事務的業務の内容が定められている院内規程を含む。

(7) 入院診療計画書（作成例3例）

(8) 院内感染防止対策委員会の設置要綱

(9) 院内感染防止対策委員会の議事録（本年度分および前年度分）

(10) 感染情報レポート（直近3カ月分）

(11) 安全管理のための指針

(12) 医療安全管理委員会の設置要綱

(13) 医療安全管理委員会の議事録（本年度分および前年度分）

(14) 医療安全に関する職員研修の計画（本年度分および前年度分）および実施状況が確認できる書類（本年度分および前年度分）

(15) 褥瘡対策に係る専任の医師および専任の看護職員の名簿および褥瘡対策チームの設置がわかる書類（設置要綱等）

(16) 褥瘡対策に関する診療計画書（作成例3例）

(17) 栄養管理手順書

(18) 栄養管理計画書（作成例3例）

(19) 意思決定支援に関する指針

(20) 身体的拘束に関する態様および時間等が確認できる書類（直近1カ月分）

(21) 身体的拘束最小化対策に係る専任の医師、看護職員の名簿と、身体的拘束最小化チームの設置がわかる書類（設置要綱等）

(22) 身体的拘束を最小化するための指針

(23) 身体的拘束の最小化に関する研修の実施状況が確認できる書類（本年度分および前年度分）

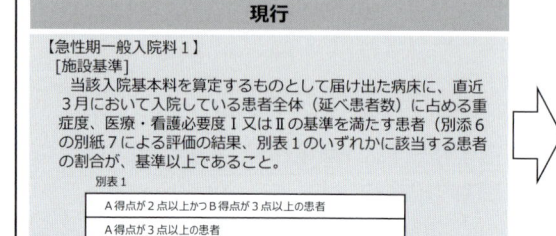

平均在院日数の基準の見直し

➤ 医療機関間の機能分化を推進するとともに、患者の状態に応じた医療の提供に必要な体制を評価する観点から、急性期一般入院料1の病棟における実態を踏まえ、平均在院日数に係る要件を見直す。

現行	改定後
【急性期一般入院基本料】 [施設基準] 　当該病棟の入院患者の平均在院日数が21日（急性期一般入院料1にあっては18日）以内であること。	【急性期一般入院基本料】 [施設基準] 　当該病棟の入院患者の平均在院日数が21日（急性期一般入院料1にあっては**16日**）以内であること。

重症度、医療・看護必要度の該当患者の要件の見直し

➤ 急性期一般入院料1、特定機能病院入院基本料7対1及び専門病院入院基本料7対1における該当患者の基準及び割合の基準について、以下のいずれも満たすことを施設基準とする。
　　①「A3点以上」又は「C1点以上」に該当する割合が一定以上であること
　　②「A2点以上」又は「C1点以上」に該当する割合が一定以上であること

現行	改定後
【急性期一般入院料1】 [施設基準] 　当該病棟基本料を算定するものとして届け出た病床に、直近3月において入院している患者全体（延べ患者数）に占める重症度、医療・看護必要度Ⅰ又はⅡの基準を満たす患者（別添6の別紙7による評価の結果、別表1のいずれかに該当する患者の割合が、基準以上であること。	【急性期一般入院料1】 [施設基準] 　当該入院基本料を算定するものとして届け出た病床に、直近3月において入院している患者全体（延べ患者数）に占める重症度、医療・看護必要度Ⅰ又はⅡの基準を満たす患者（別添6の別紙7による評価の結果、別表1のいずれかに該当する患者の割合が基準以上であるとともに、別表2のいずれかに該当する患者の割合が基準以上であること。

別表1

A得点が2点以上かつB得点が3点以上の患者
A得点が3点以上の患者
C得点が1点以上の患者

別表1（基準：20%　※必要度Ⅱの場合）

A得点が3点以上の患者
C得点が1点以上の患者

別表2（基準：27%　※必要度Ⅱの場合）

A得点が2点以上の患者
C得点が1点以上の患者

図2　急性期一般入院料1の施設基準の見直し [4)]

✎ ①急性期一般入院料1の施設基準の見直し

　これまで急性期一般入院料1における該当患者の基準は「A得点が2点以上かつB得点が3点以上」または「A得点が3点以上」または「C得点が1点以上」でしたが、今回の診療報酬改定で「A得点が3点以上」または「C得点が1点以上」、あるいは「A得点が2点以上」または「C得点が1点以上」に改定されました（**図2**）。これがいわゆる「B項目の廃止」です。これにより、手術患者や医療的ケアが多い患者の重症度および医療度が重視され、より治療的側面の多い患者の評価ウエイトが高くなりました。一方、看護ケアに対する評価である「B項目」の評価ウエイトが少ない重症度、医療・看護必要度となりました。

評価項目の見直し

➤ 急性期入院医療の必要性に応じた適切な評価を行う観点から、一般病棟用の重症度、医療・看護必要度について、必要度の判定に係る評価項目を見直す。

（改定内容）
- 「創傷処置」について、評価対象を、必要度Ⅱにおいて対象となる診療行為を実施した場合に統一するとともに、「重度褥瘡処置」に係る診療行為を対象から除外
- 「呼吸ケア（喀痰吸引のみの場合を除く）」について、評価対象を、必要度Ⅱにおいて評価対象となる診療行為を実施した場合に統一
- 「注射薬剤3種類以上の管理」について、7日間を該当日数の上限とするとともに、対象薬剤から静脈栄養に関する薬剤を除外
- 「抗悪性腫瘍剤の使用（注射剤のみ）」について、□□□□□□□使用割合が6割未満の薬剤を除外
- 「抗悪性腫瘍剤の内服の管理」について、□□□□□□□□□□□□が7割未満の薬剤を除外
- 「抗悪性腫瘍剤の使用（注射剤のみ）」、□□□□□□□□□□□、「昇圧剤の使用（注射剤のみ）」、「抗不整脈薬の使用（注射剤のみ）」、「抗血栓塞栓薬の使用」及び「無菌治療室での治療」の評価について、2点から3点に変更
- 「救急搬送後の入院」及び「緊急に入院を必要とする状態」について、評価日数を2日間に変更
- C項目の対象手術及び評価日数の実態を踏まえた見直し
- 短期滞在手術等基本料の対象手術等を実施した患者を評価対象者に追加

表6参照

A	モニタリング及び処置等	0点	1点	2点	3点
1	創傷処置（褥瘡の処置を除く）（※1）	なし	あり	–	–
2	呼吸ケア（喀痰吸引のみの場合を除く）（※1）	なし	あり	–	–
3	注射薬剤3種類以上の管理（最大7日間）	なし	あり	–	–
4	シリンジポンプの管理	なし	あり	–	–
5	輸血や血液製剤の管理	なし	–	あり	–
6	専門的な治療・処置（※2）	–	–		
	① 抗悪性腫瘍剤の使用（注射剤のみ）、				あり
	② 抗悪性腫瘍剤の内服の管理、			あり	
	③ 麻薬の使用（注射剤のみ）、				あり
	④ 麻薬の内服、貼付、坐剤の管理、			あり	
	⑤ 放射線治療、			あり	
	⑥ 免疫抑制剤の管理（注射剤のみ）、			あり	
	⑦ 昇圧剤の使用（注射剤のみ）、				あり
	⑧ 抗不整脈薬の使用（注射剤のみ）、				あり
	⑨ 抗血栓塞栓薬の持続点滴の使用、				あり
	⑩ ドレナージの管理、			あり	
	⑪ 無菌治療室での治療				あり
7	Ⅰ：救急搬送後の入院（2日間）　Ⅱ：緊急に入院を必要とする状態（2日間）	なし	–	あり	–

C	手術等の医学的状況	0点	1点
15	開頭手術（11日間）	なし	あり
16	開胸手術（9日間）	なし	あり
17	開腹手術（6日間）	なし	あり
18	骨の手術（10日間）	なし	あり
19	胸腔鏡・腹腔鏡手術（4日間）	なし	あり
20	全身麻酔・脊椎麻酔の手術（5日間）	なし	あり
21	救命等に係る内科的治療（4日間）（①経皮的血管内治療、②経皮的心筋焼灼術等の治療、③侵襲的な消化器治療）	なし	あり
22	別に定める検査（2日間）（例：経皮的針生検法）	なし	あり
23	別に定める手術（5日間）（例：眼窩内異物除去術）	なし	あり

（※1）A項目のうち「創傷処置（褥瘡の処置を除く）」及び「呼吸ケア（喀痰吸引のみの場合を除く）」については、必要度Ⅰの場合も、一般病棟用の重症度、医療・看護必要度A・C項目に係るレセプト電算処理システム用コード一覧に掲げる診療行為を実施したときに限り、評価の対象となる。

（※2）A項目のうち「専門的な治療・処置」については、①抗悪性腫瘍剤の使用（注射剤のみ）、③麻薬の使用（注射剤のみ）、⑦昇圧剤の使用（注射剤のみ）、⑧抗不整脈剤の使用（注射剤のみ）、⑨抗血栓塞栓薬の持続点滴の使用又は⑪無菌治療室での治療のいずれか1つ以上該当した場合は3点、その他の項目のみに該当した場合は2点とする。

図3 一般病棟用の重症度、医療・看護必要度の評価項目の見直し[5]

　また、急性期一般入院料1の該当患者割合の基準が2つに分けられ、両方の基準を満たす必要があります。たとえば重症度、医療・看護必要度Ⅱの場合、A得点が3点以上またはC得点が1点以上の患者割合が20％以上、かつA得点が2点以上またはC得点が1点以上の患者割合が27％以上が求められます。適時調査では、重症度、医療・看護必要度の2つの基準を満たす患者割合の直近1年分を用意します。

◆ ②一般病棟の評価項目の見直し

　急性期医療における適切な評価を行う観点から、一般病棟における評価項目の見直しが行われました（図3）。具体的な改定項目は表6（次ページ）の通りです。この見直しにより、重症度、医療・

表6　一般病棟の重症度、医療・看護必要度の評価項目の改定内容

- ・「創傷処置」について、評価対象を、必要度Ⅱにおいて対象となる診療行為を実施した場合に統一するとともに、「重度褥瘡処置」に係る診療行為を対象から除外する。
- ・「呼吸ケア（喀痰吸引のみの場合を除く）」について、評価対象を、必要度Ⅱにおいて評価対象となる診療行為を実施した場合に統一する。
- ・「注射薬剤３種類以上の管理」について、７日間を該当日数の上限とするとともに、対象薬剤から静脈栄養に関する薬剤を除外する。
- ・「抗悪性腫瘍剤の使用（注射剤のみ）」について、対象薬剤から入院での使用割合が６割未満の薬剤を除外する。
- ・「抗悪性腫瘍剤の内服の管理」について、対象薬剤から入院での使用割合が７割未満の薬剤を除外する。
- ・「抗悪性腫瘍剤の使用（注射剤のみ）」「麻薬の使用（注射剤のみ）」「昇圧剤の使用（注射剤のみ）」「抗不整脈薬の使用（注射剤のみ）」「抗血栓塞栓薬の使用」および「無菌治療室での治療」の評価について、２点から３点に変更する。
- ・「救急搬送後の入院」および「緊急に入院を必要とする状態」について、評価日数を２日間に変更する。
- ・Ｃ項目の対象手術および評価日数の実態を踏まえた見直しを行う。
- ・短期滞在手術等基本料の対象手術等を実施した患者を評価対象者に追加する。

文献5を参考に筆者作成

看護必要度をクリアする患者割合が数％低下した施設もあります。適時調査においては、毎月基準をクリアしているかの確認がより重要となってきます。

③急性期一般入院料１のすべての病院で「重症度、医療・看護必要度Ⅱ」（EF 統合ファイル）を使用

重症度、医療・看護必要度には、「重症度、医療・看護必要度Ⅰ」と「重症度、医療・看護必要度Ⅱ」があります。「重症度、医療・看護必要度Ⅱ」は入院患者の重症度を DPC データ（EF 統合ファイル）で測定する仕組みで、医療従事者の負担軽減や測定の透明性を図るために 2008 年から導入が進められてきました。これまで

> 一般病棟用の重症度、医療・看護必要度の評価項目の見直しに伴い、該当患者割合の基準を見直す。

現行

		必要度Ⅰ	必要度Ⅱ
急性期一般入院料1	許可病床200床以上	31%	28%
	許可病床200床未満	28%	25%
急性期一般入院料2	許可病床200床以上	27%	24%
	許可病床200床未満	25%	22%
急性期一般入院料3	許可病床200床以上	24%	21%
	許可病床200床未満	22%	19%
急性期一般入院料4	許可病床200床以上	20%	17%
	許可病床200床未満	18%	15%
急性期一般入院料5		17%	14%
7対1入院基本料（特定）		—	28%
7対1入院基本料（結核）		10%	8%
7対1入院基本料（専門）		30%	28%
看護必要度加算1（特定、専門）		22%	20%
看護必要度加算2（特定、専門）		20%	18%
看護必要度加算3（特定、専門）		18%	15%
総合入院体制加算1・2		33%	30%
総合入院体制加算3		30%	27%
急性期看護補助体制加算 看護職員夜間配置加算		7%	6%
看護補助加算1		5%	4%
地域包括ケア病棟入院料 特定一般病棟入院料の注7		12%	8%

改定後

	必要度Ⅰ	必要度Ⅱ
急性期一般入院料1	割合①:21% 割合②:28%	割合①:20% 割合②:27%
急性期一般入院料2	22%	21%
急性期一般入院料3	19%	18%
急性期一般入院料4	16%	15%
急性期一般入院料5	12%	11%
7対1入院基本料（特定）	—	割合①:20% 割合②:27%
7対1入院基本料（結核）	8%	7%
7対1入院基本料（専門）	割合①:21% 割合②:28%	割合①:20% 割合②:27%
看護必要度加算1（特定、専門）	18%	17%
看護必要度加算2（特定、専門）	16%	15%
看護必要度加算3（特定、専門）	13%	12%
総合入院体制加算1	33%	32%
総合入院体制加算2	31%	30%
総合入院体制加算3	28%	27%
急性期看護補助体制加算 看護職員夜間配置加算	6%	5%
看護補助加算1	4%	3%
地域包括ケア病棟入院料 特定一般病棟入院料の注7	10%	8%

【該当患者の基準】

急性期1、7対1入院基本料（特定、専門）※1	**割合①** 以下のいずれか ・A得点が3点以上 ・C得点が1点以上
	割合② 以下のいずれか ・A得点が2点以上 ・C得点が1点以上
急性期2～5等※2	・A得点が2点以上かつB得点が3点以上 ・A得点が3点以上 ・C得点が1点以上
総合入院体制加算	以下のいずれか ・A得点が3点以上 ・C得点が1点以上
地域包括ケア病棟等	以下のいずれか ・A得点が1点以上 ・C得点が1点以上

※1：B項目については、基準からは除外するが、当該評価表を用いて評価されていること
※2：7対1入院基本料（結核）、看護必要度加算、急性期看護補助体制加算、看護職員夜間配置加算、看護補助加算も同様

【経過措置】
令和6年3月31日時点で施設基準の届出あり
⇒ 令和6年9月30日まで基準を満たしているものとする。

図4 一般病棟用の重症度、医療・看護必要度の施設基準の見直し[6]

　200床以下の急性期一般入院料1では「重症度、医療・看護必要度Ⅰ」の使用が認められていましたが、今回の改定では急性期一般入院料1のすべての病院で必要度Ⅱの使用が必須となりました。必要度Ⅰでは毎日、看護記録などを記載することで患者割合を日々実感することができましたが、必要度Ⅱでは医事データからの抽出になり、翌月以降でないとデータ抽出ができず、看護部門には基準値が結果でしかわかりません。重症度、医療・看護必要度の基準値が診療報酬要件のギリギリの値であることが予測される場合、こまめに医事データを確認できる仕組みが必要になります。医事部門と調整し、必要時には対策を講じていきましょう。

✒ ④施設基準の見直し

　2024年度の診療報酬改定前まで、急性期一般入院料1における重症度、医療・看護必要度の割合は、200床以上で必要度Ⅰが31%、必要度Ⅱが28%でした。改定後は、割合①：A得点が3点以上、C得点が1点以上のいずれか、割合②：A得点が2点以上、C得点が1点以上のいずれかを基準として、必要度Ⅰで割合①が21%、割合②が28%、必要度Ⅱで割合①が20%、割合②が27%となりました（前ページ図4）。割合①および割合②のいずれも満たさなければならず、急性期一般入院料1においては項目の改定と合わせて、重症度、医療・看護必要度がより医療度および重症度を表す項目になっています。

　また、図4の注釈においては、急性期一般入院料1と7対1入院基本料に対して「B項目については、基準からは除外するが、当該評価票を用いて評価を行っていること」と記載されています。つまり診療報酬上の基準値とはしないが、その傾向については厚生（支）局としてデータを把握し、今後の改定の際の考察とするということです。適時調査においては、改定事項である重症度、医療・看護必要度は書類確認がされますので、書類の準備も丁寧に進めていきましょう。

✒ ⑤入院料の通則の改定

　今回の改定において「入院料の通則」が改定されました。これまでは①入院診療計画、②院内感染防止対策、③医療安全管理体制、④褥瘡対策、⑤栄養管理体制の5項目でした。今回の改定では、⑤の栄養管理体制の基準がより明確化され、また、⑥人生の最終段階における適切な意思決定支援の推進として「意思決定支援」、⑦身体的拘束を最小化する取り組みの強化として「身体的拘束最小化」が要件化しました。通則に要件化された事項は、実施しなければ入

身体的拘束を最小化する取組の強化

➤ 医療機関における身体的拘束を最小化する取組を強化するため、入院料の施設基準に、患者又は他の患者等の生命又は身体を保護するため緊急やむを得ない場合を除き、身体的拘束を行ってはならないことを規定するとともに、医療機関において組織的に身体的拘束を最小化する体制を整備することを規定する。

・ 精神科病院（精神科病院以外の病院で精神病室が設けられているものを含む）における身体的拘束の取扱いについては、精神保健及び精神障害者福祉に関する法律の規定によるものとする。

・ 身体的拘束最小化に関する基準を満たすことができない保険医療機関については、入院基本料（特別入院基本料等を除く）、特定入院料又は短期滞在手術等基本料（短期滞在手術等基本料1を除く。）の所定点数から1日につき40点を減算する。

【身体的拘束最小化の基準】
[施設基準]
（1）当該保険医療機関において、患者又は他の患者等の生命又は身体を保護するため緊急やむを得ない場合を除き、身体的拘束を行ってはならないこと。
（2）（1）の身体的拘束を行う場合には、その態様及び時間、その際の患者の心身の状況並びに緊急やむを得ない理由を記録しなければならないこと。
（3）身体的拘束は、抑制帯等、患者の身体又は衣服に触れる何らかの用具を使用して、一時的に当該患者の身体を拘束し、その運動を抑制する行動の制限をいうこと。
（4）当該保険医療機関において、身体的拘束最小化対策に係る専任の医師及び専任の看護職員から構成される身体的拘束最小化チームが設置されていること。なお、必要に応じて、薬剤師等、入院医療に携わる多職種が参加していることが望ましい。
（5）身体的拘束最小化チームでは、以下の業務を実施すること。
　ア　身体的拘束の実施状況を把握し、管理者を含む職員に定期的に周知徹底すること。
　イ　身体的拘束を最小化するための指針を作成し、職員に周知し活用すること。なお、アを踏まえ、定期的に当該指針の見直しを行うこと。また、当該指針には、鎮静を目的とした薬物の適正使用や（3）に規定する身体的拘束以外の患者の行動を制限する行為の最小化に係る内容を盛り込むことが望ましい。
（6）（1）から（5）までの規定に関わらず、精神科病院（精神科病院以外の病院で精神病室が設けられているものを含む）における身体的拘束の取扱いについては、精神保健及び精神障害者福祉に関する法律の規定による。

[経過措置] 令和6年3月31日において現に入院基本料又は特定入院料に係る届出を行っている病棟については、令和7年5月31日までの間に限り、身体的拘束最小化の基準に該当するものとみなす。

図5 身体的拘束を最小化する取り組みの強化[7]

院料の算定は認められないため、経過措置の期間内（2025年5月31日まで）に整備する必要があります。

　ここでは今回の2つの追加要件の中で、看護部門に最も関わりのある⑦身体的拘束最小化について解説します。

　図5の「身体的拘束最小化の基準」の施設基準（3）に、「身体的拘束は、抑制帯等、患者の身体又は衣服に触れる何らかの用具を使用して、一時的に当該患者の身体を拘束し、その運動を抑制する行動の制限をいうこと」とあります。今回の改定においては、「医療機関における身体的拘束を最小化する取組を強化するため、入院料の施設基準に、患者又は他の患者等の生命又は身体を保護するため緊急やむを得ない場合を除き、身体的拘束を行ってはならないこと

を規定するとともに、医療機関において組織的に身体的拘束を最小化する体制を整備することを規定する」とされました。

この「身体的拘束の最小化」に関する基準を満たすことができない保険医療機関については、入院基本料（特別入院基本料等を除く）、特定入院料または短期滞在手術等基本料（短期滞在手術等基本料1を除く）の所定点数から、1日につき40点を減算するとされています。

当該診療報酬においては、組織的に身体的拘束を減少させる取り組みとして、「身体的拘束最小化チーム」を設置して、身体的拘束の実施状況を把握し、「身体的拘束を最小化するための指針」を作成して職員に周知することや、定期的に当該指針の見直しを行うことが求められています。この指針には、鎮静を目的とした薬物の適正使用や器具・用具を使用した身体的拘束に伴う運動抑制などの行動制限についても、最小化に係る内容を盛り込むことが望ましいとされています。また、患者の心身の状況などで身体的拘束を余儀なくされる状況が発生した場合は、診療録などにその理由や方法などを記録しなければなりません。

2024年6月以降の適時調査においては、作成した指針や職員への周知状況、やむを得ず身体的拘束を実施した症例の記録の提示が求められると考えられます。経過措置が終了する2025年5月31日までに体制を整え、組織的に取り組むことが必要です。

② 基本診療料および特掲診療料の施設基準等の届出要件に記載された関係書類一式

基本診療料および特掲診療料の施設基準等の届出要件に記載された関係書類一式のうち、看護部門に関連が大きい、①特定集中治療室管理料、②ハイケアユニット入院医療管理料、③看護補助加算に

特定集中治療室管理料の見直し

➢ ＳＯＦＡスコアが一定以上の患者の割合を特定集中治療室の患者指標に導入し、評価を見直す。また、この患者指標及び専従の常勤医師の治療室内の勤務を要件としない区分を新設する。

改定後

【特定集中治療室管理料１・２】
[施設基準]
• 直近１年の間に新たに治療室に入室する患者のうち、入室日のＳＯＦＡスコア５以上の患者が１割以上であること。ただし、15歳未満の小児は対象から除くものであること。
• 重症度、医療・看護必要度Ⅱを用いて患者の状態を評価し、基準を満たす患者が8割以上いること。
• 専任の医師が常時、特定集中治療室内に勤務していること。当該専任の医師に、特定集中治療の経験を５年以上有する医師を２名以上含むこと。当該専任の医師は、宿日直を行う医師ではないこと。

【特定集中治療室管理料３・４】
[施設基準]
• 直近１年の間に新たに治療室に入室する患者のうち、入室日のＳＯＦＡスコア３以上の患者が１割以上であること。ただし、15歳未満の小児は対象から除くものであること。
• 重症度、医療・看護必要度Ⅱを用いて患者の状態を評価し、基準を満たす患者が7割以上いること。
• 専任の医師が常時、特定集中治療室内に勤務していること。当該専任の医師は、宿日直を行う医師ではないこと。

【特定集中治療室管理料５・６】（新設）
[施設基準]
• 重症度、医療・看護必要度Ⅱを用いて患者の状態を評価し、基準を満たす患者が7割以上いること。
• 専任の医師（宿日直を行っている専任の医師を含む）が常時、保険医療機関内に勤務していること。

現行		改定後	
（７日以内の期間）		（７日以内の期間）	
特定集中治療室管理料１・２	14,211点	特定集中治療室管理料１・２	14,406点
特定集中治療室管理料３・４	9,697点	特定集中治療室管理料３・４	9,890点
（新設）		特定集中治療室管理料５・６	8,890点

※ 治療室については、以下を明確化。
・治療室内に配置される専任の常勤医師は宿日直を行ってない医師であること（救命救急入院料、小児特定集中治療室管理料及び新生児特定集中治療室管理料１）
・保険医療機関内に配置される医師は宿日直を行っている医師を含むこと（ハイケアユニット入院医療管理料、脳卒中ケアユニット入院医療管理料、新生児特定集中治療室管理料２及び新生児治療回復室入院医療管理料）
※ 特定集中治療室用の重症度、医療・看護必要度から、「輸液ポンプの管理」の項目を削除し、該当基準をＡ得点２点以上に変更。

図6 特定集中治療室管理料の見直し[8]

係る事項について、順に解説します。

◀ ①特定集中治療室管理料

　2024年度診療報酬改定により、特定集中治療室管理料（以下、ICU管理料）５と６が新設されて区分が１〜６となりました。また、重症度、医療・看護必要度の該当患者割合がICU管理料１・２が８割以上、３〜６が７割以上となりました。重症患者の受け入れ評価としてICU管理料１〜４ではSOFAスコアも必須となり、より高い重症患者の受け入れと、重症度、医療・看護必要度が求められることになりました（図6）。

　また、特定入院料においての看護配置は、当該病棟に届出をして

ハイケアユニット用の重症度、医療・看護必要度の見直し

➤ ハイケアユニット用の重症度、医療・看護必要度の項目及び該当基準について見直す。

現行

A モニタリング及び処置等	0点	1点
1 創傷処置（①創傷の処置（褥瘡の処置を除く）、②褥瘡の処置）	なし	あり
2 蘇生術の施行	なし	あり
3 呼吸ケア（喀痰吸引のみの場合及び人工呼吸器の装着の場合を除く）	なし	あり
4 点滴ライン同時3本以上の管理	なし	あり
5 心電図モニターの装着	なし	あり
6 輸液ポンプの管理	なし	あり
7 動脈圧測定（動脈ライン）	なし	あり
8 シリンジポンプの管理	なし	あり
9 中心静脈圧測定（中心静脈ライン）	なし	あり
10 人工呼吸器の装着	なし	あり
11 輸血や血液製剤の管理	なし	あり
12 肺動脈圧測定（スワンガンツカテーテル）	なし	あり
13 特殊な治療法等（CHDF、IABP、PCPS、補助人工心臓、ICP測定、ECMO、IMPELLA）	なし	あり

改定後

- 「心電図モニターの管理」及び「輸液ポンプの管理」の項目を削除
- 「創傷処置」及び「呼吸ケア」は、必要度Ⅱで対象となる診療行為を実施した場合に評価し、「創傷処置」から褥瘡の処置を除外
- 「点滴ライン同時3本以上の管理」を「注射薬剤3種類以上の管理」に変更

A モニタリング及び処置等	0点	1点
1 創傷の処置（褥瘡の処置を除く）	なし	あり
2 蘇生術の施行	なし	あり
3 呼吸ケア（喀痰吸引のみの場合及び人工呼吸器の装着の場合を除く）	なし	あり
4 注射薬剤3種類以上の管理（最大7日間）	なし	あり
5 動脈圧測定（動脈ライン）	なし	あり
6 シリンジポンプの管理	なし	あり
7 中心静脈圧測定（中心静脈ライン）	なし	あり
8 人工呼吸器の装着	なし	あり
9 輸血や血液製剤の管理	なし	あり
10 肺動脈圧測定（スワンガンツカテーテル）	なし	あり
11 特殊な治療法等（CHDF、IABP、PCPS、補助人工心臓、ICP測定、ECMO、IMPELLA）	なし	あり

➤ 該当患者割合の基準について見直すとともに、レセプト電算処理システム用コードを用いた評価を導入する。

基準	A得点3点以上かつB4得点以上

	基準に該当する患者割合の基準
ハイケアユニット入院医療管理料1	8割
ハイケアユニット入院医療管理料2	6割

基準①	2、7、8、9、10又は11のうち1項目以上に該当
基準②	1〜11のうち1項目以上に該当

	基準に該当する患者割合の基準（※）
ハイケアユニット入院医療管理料1	1割5分以上が基準①に該当かつ8割以上が基準②に該当
ハイケアユニット入院医療管理料2	1割5分以上が基準①に該当かつ6割5分以上が基準②に該当

※ 重症度、医療・看護必要度ⅠとⅡで共通

図7 ハイケアユニット用の重症度、医療・看護必要度の見直し [9]

いる看護師数の常時配置が必須であるため、勤務実績と患者数に対する看護師数に齟齬がないかを予定・実績で確認する必要があります。急な休みなどで勤務者の確保ができない場合は、当該病床の患者数を検討することも必要です。重症度、医療・看護必要度と合わせて、提出書類の確認を丁寧に行う必要があります。

②ハイケアユニット入院医療管理料

今回の診療報酬改定において、ハイケアユニット用の重症度、医療・看護必要度の項目と基準の見直しが行われました（図7）。項目の見直しにおいては、「心電図モニターの管理」および「輸液ポンプの管理」の項目が削除され、「創傷処置」および「呼吸ケア」は必要度Ⅱで対象となる診療行為を実施した場合に評価し、「創傷処置」から褥瘡の処置を除外、また「点滴ライン同時3本以上の管

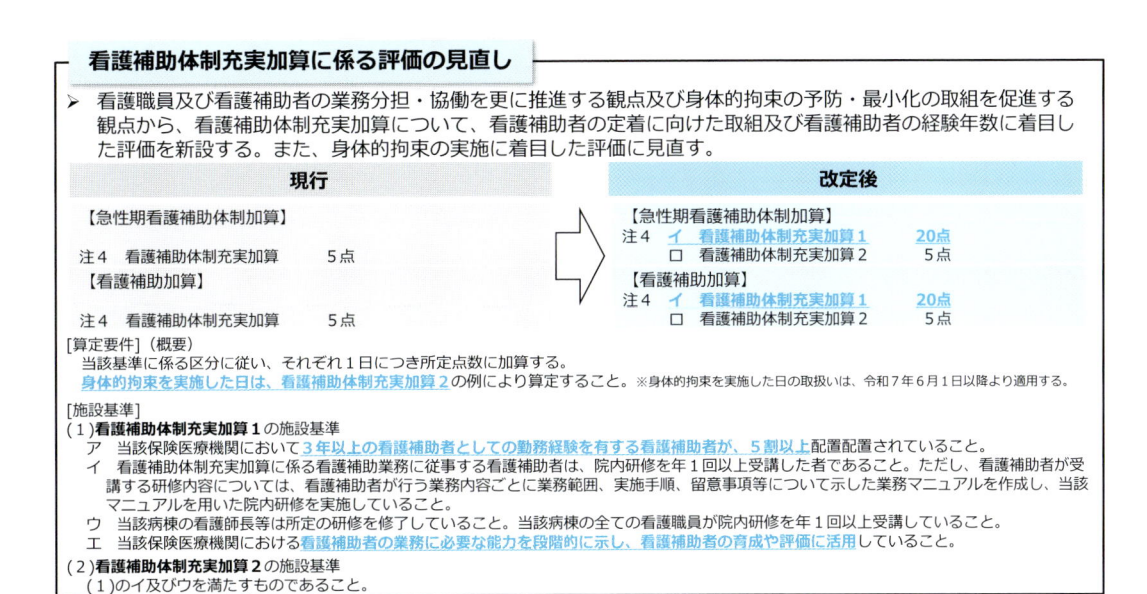

図8 看護補助体制充実加算に係る評価の見直し[10]

理」が「注射薬剤3種類以上の管理」へと変更になりました。

　基準の見直しにおいては、基準①は**図7**の「A モニタリング及び処置等」の2、7、8、9、10または11のうち1項目以上に該当、基準②は1〜11のうち1項目以上に該当を基準として、ハイケアユニット入院医療管理料1では、1割5分以上が基準①に該当かつ8割以上が基準②に該当となりました。これはハイケアユニット用の重症度、医療・看護必要度ⅠまたはⅡでも同様の基準です。つまりハイケアユニットにおいても、より重症度、医療度が高い患者を評価する仕組みへ変更となりました。

　重症度、医療・看護必要度Ⅱでの評価をしている施設においても、基準のクリアを翌月評価とするのではなく、日々管理していけるよう医事部門、診療部門などとその仕組みを構築していることが必要です。前述しましたが、ICU同様、特定入院料においての看護配置は当該病棟に届出をしている看護師数の常時配置が必須であ

り、勤務実績と患者数に対する看護師数に齟齬がないかを予定・実績で確認する必要があります。

③看護補助加算に係る事項

　2024年度診療報酬改定で、看護職員および看護補助者の業務分担・協働をさらに推進する観点と、身体的拘束の予防・最小化の取り組みを促進する観点から「看護補助体制充実加算」が見直されました。この加算では、看護補助者の定着に向けた取り組みと看護補助者の経験年数に着目した評価がされています（前ページ図8）。看護補助体制充実加算は1と2ができ、1の施設基準は次の通りです。

〈看護補助体制充実加算1の施設基準〉

1. 当該保険医療機関において3年以上の看護補助者としての勤務経験を有する看護補助者が、5割以上配置されていること。

2. 看護補助体制充実加算に係る看護補助業務に従事する看護補助者は、院内研修を年1回以上受講した者であること。ただし、看護補助者が受講する研修内容については、看護補助者が行う業務内容ごとに業務範囲、実施手順、留意事項等について示した業務マニュアルを作成し、当該マニュアルを用いた院内研修を実施していること。

3. 当該病棟の看護師長等は所定の研修を修了していること。当該病棟のすべての看護職員が院内研修を年1回以上受講していること。

4. 当該保険医療機関における看護補助者の業務に必要な能力を段階的に示し、看護補助者の育成や評価に活用していること。

　看護補助体制充実加算 2 の施設基準は、このうちの 2 および 3 を満たすものであることとされています。

　看護補助者の業務マニュアル、研修、看護管理者の研修は 1、2 どちらの加算でも必須の要件のため、適時調査においても当該資料の確認が行われます。とくに加算 1 を取得する場合は、看護補助者としての勤務経験年数が要件になっているため、入退職者名簿などの確認が必要になります。人事関連部署と協働して体制づくりを行う必要がある項目だといえます。また、当該加算は身体的拘束を実施した日は加算 2 の算定となるため、身体的拘束の実施を医事部門の担当者が把握して適切に算定する仕組みの構築も同様に必要となります。

③ 研修要件のある施設基準に係る研修の修了証の写し

　入院基本料や特定入院料、看護補助者関連の加算などにおいては、研修要件のある施設基準が多くあります。たとえば重症度、医療・看護必要度や感染防止対策に関する研修、医療安全に関する研修、褥瘡予防のための研修、看護補助者に対する研修、看護補助者活用のための管理者研修、身体的拘束に関する研修、認知症ケアに関する研修などがあげられます。

　適時調査で確認される研修は、看護師や看護補助者などの多くの職員が受講する院内研修と、特定の看護師が受講する外部の所定の研修があります。院内研修については、研修内容、実施時刻、参加者の記録が確認され、外部研修については、研修の受講証や修了証の写しが必要となります。また、研修は原則として「対面」とされていますが、オンライン会議システムや動画配信、e-learning 形式を活用することも可能です。その際は留意事項があるので、詳しくは 1 章-4 の 56 ページをご参照ください。

院内研修の実施においては、現場業務の多忙さや急な休みなどで当日不参加が発生する場合もあります。そのような状況でも確実に研修を実施・受講するため、受講計画や受講中の進捗管理などが重要です。外部研修においては、職員の退職や部署異動などにより基準を満たせなくなる危険性もあるため、研修修了証などは勤務者名簿と合わせて人事台帳などへ記録し、人事フローが動く際に確認することが必要です。

 引用・参考文献

1）厚生労働省. 適時調査実施要領等. 事前提出書類. Ⅰ.事前に提出していただく書類. 1.
https://www.mhlw.go.jp/seisakunitsuite/bunya/kenkou_iryou/iryouhoken/dl/chousa_01-2.pdf（2024年8月閲覧）
2）厚生労働省保険局医療課長など. 基本診療料の施設基準等及びその届出に関する手続きの取扱いについて. 保医発0305第5号. 令和6年3月5日. 492-3.
https://www.mhlw.go.jp/content/12404000/001252053.pdf（2024年8月閲覧）
3）厚生労働省. 適時調査実施要領等. 当日準備書類. Ⅱ.当日準備していただく書類. 1-2.
https://www.mhlw.go.jp/seisakunitsuite/bunya/kenkou_iryou/iryouhoken/dl/chousa_01-3.pdf（2024年8月閲覧）
4）厚生労働省保険局医療課. 令和6年度診療報酬改定【全体概要版】. 令和6年3月5日版. 50.
https://www.mhlw.go.jp/content/12400000/001251533.pdf（2024年8月閲覧）
5）前掲書4. 51.
6）前掲書4. 52.
7）前掲書4. 22.
8）前掲書4. 53.
9）前掲書4. 55.
10）厚生労働省保険局医療課. 令和6年度診療報酬改定の概要【入院Ⅵ（働き方改革の推進、横断的事項）】. 令和6年3月5日版. 7.
https://www.mhlw.go.jp/content/12400000/001218903.pdf（2024年8月閲覧）

適時調査当日の対応

社会医療法人仁愛会 浦添総合病院
理事 兼 病院長補佐 兼 看護師確保・定着促進室長
伊藤 智美

- 当日は複数名で担当し役割分担を行っておくこと、事前に想定問答を行っておくことが大切
- 看護部門に関連する確認内容には、入院基本料・特定入院料算定病棟の勤務実績に関する事項、重症度、医療・看護必要度に関する事項、看護補助者関連の事項などがある
- とくに改定や新規項目の届出を行った場合は、書類の確認と実際の運用などについて細かに確認が行われる

対応における基本事項

　適時調査当日は、事前提出書類や当日準備書類の確認がされながら、厚生労働省のウェブサイトで公開されている「調査書」により聞き取りが実施されます。さらに必要に応じて現場の確認（院内視察）も行われます。

　このときの対応の基本は、「聞かれた質問に答える」ということです。時に質問に対して周辺事情を含めさまざまなことを話したくなりますが、それらを含めて回答に疑義を持たれた場合、深掘りして質問されることもあります。あくまでも聞かれたことに対して簡潔に答えるようにします。また、対応は２〜３名の複数名で行い、説明者・書類提示者・内容の記録者などの役割分担を行っておくこ

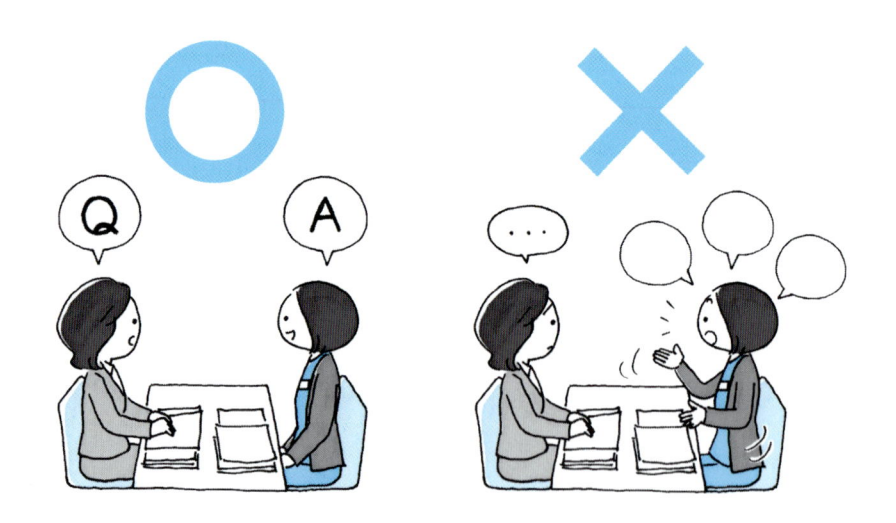

調査では、聞かれたことに対して簡潔に答えること

と、事前に想定問答で打ち合わせを行っておくことも大切です。

聞き取り時における主な質問事項

　看護部門に関連して確認される内容としては、入院基本料・特定入院料を算定している病棟の勤務実績に関する事項、重症度、医療・看護必要度に関する事項、看護補助者関連の事項などがあります。とくに改定項目や新規項目の届出を行った場合は、書類の確認と実際の運用などについて細かに確認が行われます。

　ここからは聞き取り時における質問事項を具体的に紹介します。質問の順番や質問場面などは状況によって異なりますが、全体を通じて次のような質問がされることを想定しておきましょう。なお、以降で取り上げる事前提出書類は2章-1の**表1**（67ページ）を、当日準備書類は2章-1の**表4**（71ページ）、**表5**（73ページ）を参照してください。

① 入院基本料について

　当日は、「入院基本料等の施設基準に係る届出書添付書類（様式9）の平均入院患者数の算出の根拠となる書類（直近1年分）」の提示を求められます。厚生（支）局の調査担当者は、事前に提出したひと月分の様式9と勤務実績、会議・研修時間などに目を通しており、そこで発生した疑問点や確認事項などの確認が行われます。

　また、重症度、医療・看護必要度に関する事項の確認も行われます。重症度、医療・看護必要度の直近3カ月分の患者割合が基準に該当しているかについて、診療報酬改定後の届出状況に合致しているかなどを確認していきます。

② 看護補助者関連の事項

　当日準備書類である看護補助者の業務範囲を定めた院内規程や手順書に加え、看護補助者の勤務実績、看護補助者に対する研修関連書類、看護補助者活用のための管理者研修の参加者リスト、看護補助者との協働に関する看護師研修の参加者リストの確認がされます。様式9に記載されている看護補助者が漏れなく研修に参加しているか、また、届出した施設基準に関係する部署の看護師長や看護職員の研修参加状況などが確認されます。

③ 特定入院料の病棟の勤務実績に関する事項

　調査担当者は、事前提出書類である「特定入院料を算定している治療室の日々の入院患者数等により看護職員の配置状況がわかる書類」と勤務実績に目を通しており、当日は当該期間のICUの病棟管理日誌の確認が行われます。確認内容は、日々の患者数と看護師数が、定められた看護配置基準（ICUの場合は常時2対1の体制）

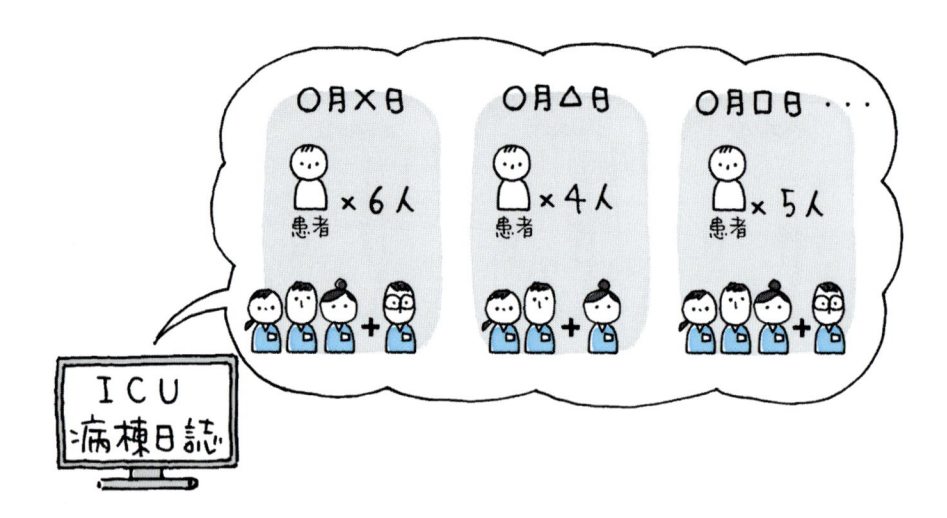

となっているか、ICU専任医師の勤務記録や勤務した医師のサインはあるかなどです。またICUやHCUにおいては、重症度、医療・看護必要度の患者割合について、直近1年分が確認されます。当該質問は、ICUでの現場確認の場面でされることもあるため、院内視察時の担当者であるICU師長や医師と事前に打ち合わせをしておくことも大切です。とくに病棟管理日誌のサインについては日付が事後になっていないかなど、勤務実態が証明できるかについての確認も行われます。

④ 入院診療計画書などの諸記録

　当日準備書類である「入院診療計画書（作成例3例）」「看護記録（患者個人の経過記録、看護計画）（作成例3例）」「褥瘡対策に関する診療計画書（作成例3例）」「栄養管理計画書（作成例3例）」について確認が行われます。

　とくに入院診療計画書については、作成までの流れ、医師が入院を決定した後にチームで作成する方法、患者への説明・同意までが確認され、交付日が入院から7日以内であることも確認されます。

また、患者へ交付された書類内容について、患者の個別性を反映した内容になっているか、とくに看護計画がそのようになっているか、患者が理解しやすい内容になっているかなどが確認されます。入院診療計画書については、院内視察時に医師や看護師（現場の看護管理者）に対して質問される場合もあるので、当日準備書類の入院診療計画書（作成例3例）の情報共有や、院内視察時の担当者と事前に打ち合わせを行っておく必要があります。

看護記録においては、入院時に作成した看護計画がどのように実施・評価されているかなどの確認があります。その際に、看護計画を立案する際の院内の取り決め（たとえば「評価は1週間ごと」など）について質問される場合もあります。院内の取り決めと実際の看護計画内容にズレがないか、取り決め内容が実施されているかについて事前に確認しておきましょう。

褥瘡対策に関する診療計画書や栄養管理計画書は、入院診療計画書の流れで確認される場合もありますが、各担当の聞き取り時に確認される場合もあります。看護部門の聞き取り時に栄養管理計画書について確認された場合は、速やかに担当者へ連絡してその対応を行ってもらいましょう。

⑤ 病院運営に関する事項

病院運営に関する事項として、病院日誌の確認がされます。日々の病院の入院患者数、外来患者数、救急外来受診患者数、勤務者状況などが記載されているか、看護部門の責任者（看護部長）および病院長の確認がされているかなどが確認事項となります。

◈ 病棟運営に関する事項

病棟運営に関する事項は、当日準備書類の病棟管理日誌において病棟の患者数、重症患者等の特記事項、勤務者状況、病棟における

特記事項等が記載されているか、病棟看護責任者（看護師長）および看護部門の責任者が確認した事跡があるかが確認されます。これらは院内視察時に確認されることもあります。また、一般病室や重症者等療養環境特別加算病室などが適切に利用されているかなどについても視察などで確認されます。

⑥ 家族付添許可証等

当日準備書類である「家族の付添いについて医師の許可が確認できる書類（付添許可証等）（作成例3例)」について確認がされます。完全看護体制であるため、付き添い理由が明確であること、医師の許可があることを確認できる書類が必要です。また付き添いの許可がされている者を病棟管理日誌などで確認できるか、日々の付添者人数の把握といったことも行われます。病棟ごとの患者の特徴と合わせて、患者および家族から申請される付き添い理由などを説明できるとよいでしょう。

● 適時調査の終了

適時調査の最後には、事前調査から当日調査までを終えての講評が行われます。その際に、施設基準の要件を満たしていなかった事項や口頭指摘などが伝えられます。診療報酬上において疑義が生じた事項については、後日、追加書類の提出など、さらなる確認を指示されることもあります。

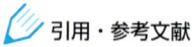 引用・参考文献
1）厚生労働省保険局医療課. 令和6年度診療報酬改定【全体概要版】. 令和6年3月5日版.
https://www.mhlw.go.jp/content/12400000/001251533.pdf（2024年8月閲覧）

社会医療法人仁愛会 浦添総合病院
理事 兼 病院長補佐 兼 看護師確保・定着促進室長
伊藤 智美

3 適時調査での指摘事項への対応と日常での注意事項

- 適時調査において指摘された事項は、調査後、速やかに改善へ向けた対応を行う
- 日頃から医事部門の担当者や関係部署と連携し、診療報酬を正しく理解し、施設基準の体制整備や算定要件などの確認を行っておく
- 改定や新規届出項目の申請においては、体制をしっかり整備し、導入後は正しい要件での取り扱いになっているかを確認する
- 定期的な自己点検は、新任の看護管理者の診療報酬に対する理解を促進する場になり、診療報酬に対する院内教育の場にもなる

指摘事項があった場合の対応

適時調査で指摘された事項（届出・運用の内容に適正を欠く部分が認められた事項や口頭指摘など）は、調査後、速やかに改善へ向けた対応を行います。診療報酬上の疑義がかかった事項については、数カ月分の追加書類を提出することがあります。もし追加書類で要件を満たしていないなどと判断された場合は、要件を満たしていなかった期間分の診療報酬の返還を指示されることもあります。

また、口頭指摘については、おおむね正しく診療報酬を請求している事項ではあるものの解釈の甘さなどが生じている場合があるので、今一度、診療報酬への理解を深め、院内の体制を整備し直す必要があります。

　実際に筆者が勤める社会医療法人仁愛会浦添総合病院（以下、当院）でも、事前提出書類で看護職員の配置状況がわかる書類および勤務実績表に用いている記号や勤務形態ごとの勤務時間の記載漏れなどがあり、当日、口頭で説明し、後日修正した書類を提出した経験があります。この経験をもとに、月次の確認の際は厚生（支）局の調査書と同様の書類を用いること、事前提出書類は、看護部だけでなく医事部門による重複確認の追加対策を行いました。

多職種との連携がポイント

　適時調査での指摘により診療報酬の返還を求められた場合、病院経営への影響は大きいものです。そのような状況にならないためにも、診療報酬に関する事項は、日頃から医事部門の担当者や関係部署と連携し、正しく理解し、施設基準の体制整備や算定要件などの確認を行う必要があります。

　たとえば様式9は正確な実績をもとに作成する必要があるため、作成、実績修正、最終確認の作業を慎重に行う体制が求められます。看護部が作成・修正したあとに医事部門が最終確認するなど、各医療施設においてチェック体制の構築が必要です。

定期的な自己点検実施の仕組みを構築する

　各施設で実施可能な範囲の項目と期間、内容を決め、年1回程

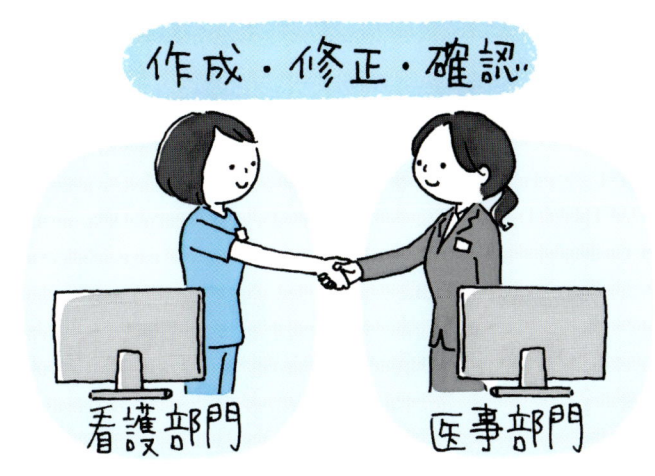

度、自己点検を行う仕組みづくりが重要です。とくに改定項目や新規届出項目についてはその体制をしっかり整備し、導入後は正しい要件での取り扱いになっているかを確認しましょう。院内における定期的な自己点検は、新任の看護管理者の診療報酬に対する理解を促進する場になり、診療報酬に対する院内教育の場にもなります。

　実際に当院では、重要な診療報酬については年1回、監査部門を中心に自己点検を行っています。また診療報酬上、記載すべき項目については、記録委員会が行う定期的な記録監査で施設基準上の記載漏れをチェックし、現場へフィードバックしています。

4 適時調査　事例①
様式9に対する指摘事項への対応

社会医療法人仁愛会 浦添総合病院
理事 兼 病院長補佐 兼 看護師確保・定着促進室長
伊藤 智美

- 適時調査において、勤務実績と様式9に食い違いがあると指摘を受け、確認体制の再構築を行った
- 様式9作成時のピットフォール（落とし穴）を理解し、確認していく組織体制づくりが必要

他部署応援実施を確認できる仕組みづくり

　当院は334床の急性期病院で、特定入院料病床が47床（ICU12床、HCU16床、救命病棟19床）、急性期一般入院料1病床が287床、看護師数は約450名です。コロナ禍以降、職員の体調管理は徹底しつつも、体調不良による急な休みの発生に日々対応しながら病床稼働を行うため、必要に応じて他部署応援を行っています。

　他部署応援の実施については、当該部署の配置基準や看護業務の多忙さなどを判断して看護部長が指示します。その際は予定勤務表と勤務実績でズレが発生するため、他部署応援の理由および時間、とくに夜勤応援については連続勤務状況などを確認するための帳票を作成しました。その帳票をもとに様式9および勤務実績を確認し、応援の理由や予定と実績の変更理由を把握するといった、看護師長、副看護部長、看護部長が確認できる仕組みづくりを行ってきました。これらの体制構築のきっかけとなったのが、次の「様式9

に対する指摘事項」です。

様式 9 に対する指摘事項

　ある適時調査でのこと、適時調査の事前提出書類として、前月の入院基本料等の施設基準に係る届出書添付書類（様式 9）および勤務実績、研修および会議時間や出席者名簿の提出を行いました。そして事前に直近 3 カ月分の様式 9 の確認を行い、適時調査当日に臨みました。

　聞き取り時に調査担当者から、「勤務実績では○月○日と△月△日に休みとなっている看護師が、同日の様式 9 で申請されている」との指摘がありました。事前書類の提出期間は、新型コロナの流行により看護師の病休が頻繁に発生し、勤務変更などが行われていました。勤務変更が発生した場合、各現場の看護管理者が様式 9 を変更する仕組みにしていましたが、その期間は看護管理者自身も体調不良で休みを取っており、確認作業に漏れが発生したことが要因でした。適時調査の指摘事項として、半年分の様式 9 および勤務実績、研修および会議時間や出席者名簿の自己点検を行い、追加書類として提出するよう指示がありました。

　適時調査終了後、すぐに様式 9 および勤務実績、研修および会議時間や出席者名簿の自己点検を行った結果、勤務実績と様式 9 における勤務時間に齟齬が生じている箇所が 4 カ所ありました。幸い月平均夜勤時間数 72 時間以内などの基準はクリアしていたので問題にはなりませんでした。しかし当該事項を適切に管理する過程で漏れが発生していた事実を受け、確認体制の再構築を行う必要があると考えました。そこで勤務実績に変更が発生した場合は記録を残す仕組みへと変更しました。また、予定勤務作成後の確認体制につい

ては、看護師長が実績にのっとって修正した後に、事務部門が確認と合算確認を行い、その後に副看護部長が確認する過程に、さらに看護部長の確認時に当該記録と合わせて勤務変更箇所を確認する過程を追加しました。

様式9は診療報酬算定における最も重要な書類です。この書類の不備により万が一にも基準を満たさない場合、病院経営への影響は甚大となります。当該書類を正確に作成するためにも作成時のピットフォール（落とし穴）を理解し、確認していく組織体制づくりも看護部門として取り組むべき事項となります。

様式 9 作成時のピットフォール

様式9は、届出病棟における看護師の日勤時間帯と夜勤時間帯の実際の勤務時間をもとに作成する単純なものですが、適時調査などで指摘の多い書類でもあります。様式9作成時の代表的なピットフォールについて記載します。

① 勤務予定のデータのみで作成している

当該様式で求められているのは「勤務実績」です。勤務が予定通り行われることはほぼないため、勤務実績に合わせた修正が必要不可欠です。

② 遅刻や早退の時間数を除算していない

実際の勤務で遅刻や早退があった場合は、その時間数を除算しなければなりません。適時調査時には勤務実績などから確認されるので、勤務実績の修正が必要になります。

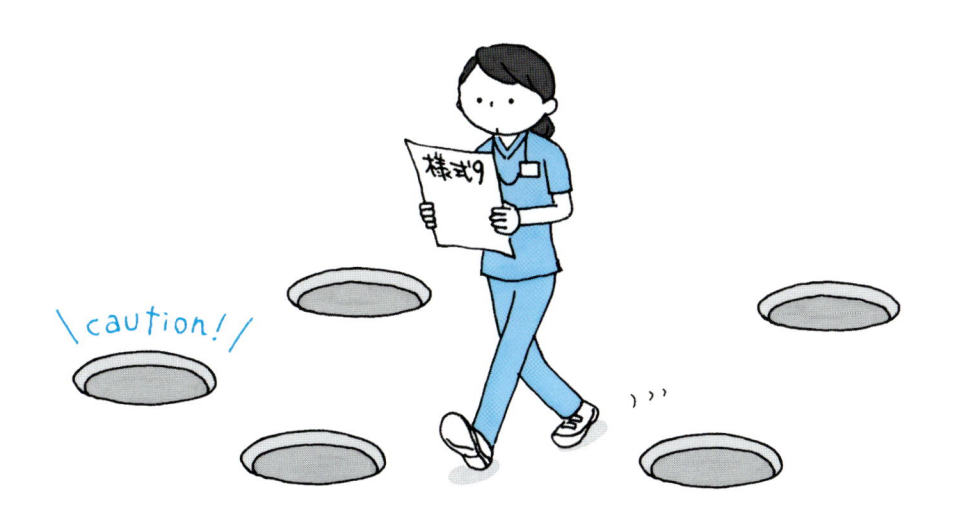

③ 病棟にいなかった時間を除算していない

出張などで病棟にいなかった時間帯は除算しなければなりません。勤務実績などで出張などがわかるようにし、様式9から除算します。

④ 病棟外での勤務を除算していない

病棟から外来などへ応援にいった場合は、その時間を除算する必要があります。またそのような場合は、他部署兼務としてチェックすることも必要です。

⑤ 会議参加の除算時間を画一的にしている

毎月定例の会議や委員会などを各30分除算していたところ、会議録では60分開催されたことがあり、30分の除算し忘れが発生していたということがあります。会議録で時間を確認して、除算時間は正確に記載する必要があります。

⑥ 除算対象の活動時間を除算していない

　医療安全や感染防止、褥瘡対策などの委員会参加は除算対象外ですが、たとえば褥瘡対策のチームラウンドで院内ラウンドを行った場合は除算対象となります。あくまでも「委員会参加」が除算しない要件です。

⑦ 申し送り時間の除算について

　申し送り時間については「夜勤時間帯の中で申し送りに要した時間は、申し送った看護職員の夜勤時間から除いて差し支えない」とされています。つまり申し送り時間を除かなくても問題ありませんが、除算するかどうかについては、同一入院基本料単位かつ月単位で、各医療機関における取り決め通りに行うことが必要です。

適時調査　事例②

日頃から組織で準備と対策を行う

社会医療法人美杉会グループ
理事・特任総看護部長 兼 看護部教育部長
髙須 久美子

- 適時調査を迎えるにあたり、関連書籍が大きな助けとなる
- 届出内容を共有する、適時調査実施要領等をともに確認するなど、事務部門との連携は必須
- 日頃から意識して書類を整えていき、当日準備書類に関しては前日までに準備を完璧に終えておくことが大切
- 看護部がいかに日頃から取り組むかで、適時調査における評価は決まる

今だから話せる恥ずかしい話

　2007 年、筆者が看護部長になって間もない頃、社会医療法人美杉会グループ（以下、当グループ）の佐藤病院は、5 年ぶりの適時調査を迎えることになりました。その頃はまだ「適時調査」「立入検査」「指導」「監査」の 4 つの違いをわかっておらず、あるとき、理事長との会話の中で「監査の準備がありますので失礼します」と言って退席しようとしました。すると「本当に監査が来るのかね？」と聞かれました。そして「適時調査ではないのか？」と言われました。意味がわからずきょとんとしていると、「言葉は意味を理解したうえで正しく使わなければいけないよ」「監査を受けるというのは、その医療機関にとって存続に関わる重大事なんだよ！」

と指導を受けたことがあります。看護部長になって間もないという言い訳は通用しない大失態をしてしまったことを、今でも鮮明に覚えています。

　そこで、これを機に『施設基準等の事務手引』や『看護関連施設基準・食事療養等の実際』など、さまざまな本を熟読しました。そこで初めて、適正な保険診療のために行政が医療機関へ訪問する「適時調査」「立入検査」「指導」「監査」があることを知りました。そしてそれぞれの意味することや、関係する法律をきちんとわかったうえで対応しなければいけないことも再認識しました。

● 本を通して適時調査を理解する

　看護部長になって半年もたたない状況で迎える適時調査は、わからないことだらけでした。そこで、近隣病院や管理者研修でお世話になった看護部長などの先人に教えを乞うとともに、社会保険研究所や全国保険医団体連合会から発行されている書籍（**表1**）を読み、わからないことは事務部門の方々にも協力してもらい乗り切りました。

表1　看護部長必読のおすすめ書籍

○**社会保険研究所発行**
『施設基準等の事務手引』令和6年6月版
『看護関連施設基準・食事療養等の実際』令和6年10月版
『医科診療報酬点数表』令和6年6月版

○**全国保険医団体連合会発行**
『届出医療等の活用と留意点－施設基準・人員基準等の手引き－』
2024年6月～2026年5月版

　適時調査当日には、付箋がたくさんついた『看護関連施設基準・食事療養等の実際』の本を見た近畿厚生局の看護担当者から、「これだけ読み込んでおられたら大丈夫ですね。ここに書いてあることをしっかり実践されていればよいですよ」と言ってもらいました。

　「事務部門が対応してくれるからよいのでは」と思う方もいるかもしれません。しかし筆者はこれらの本を読むことで、看護部が主体となって取り組む必要がある事前準備や当日準備書類などが多数あることを知りました。そして、適時調査が来るときに慌てて準備していては間にあわないことも理解しました。これらの本との出会いから、「前もって何を準備すべきか」を常に考えて行動するようになりました。そして「看護部として」何をやるかではなく、事務部門も巻き込んで「組織として」何をすべきかを考えるようになりました。

● 事務部門との連携が必須

　事務部門との連携としては、定期的に届出内容を書面でもらい、共有するようにしています。たとえば2024年10月に施設基準の経過措置終了に伴う再届出であれば、何を届け出るかについて届出を出す前に一緒に検討します。また、「9月中に施設基準届出予定」としているもののリストを事務部門からもらいます（次ページ**表2**）。ここで大事なことは、何を届けようとしているのか、要件はどうなっているのか、誰の名前で届けるのかなどを理解しておくことと、それを各看護単位の管理者である看護師長や主任が理解していることです。とくに看護師の名前を届け出ている施設基準においては、勤務表や管理日誌などとの整合性が問われるため、日々確認が必要です。そのほか届出履歴（次ページ**表3**）も共有してもら

表2 佐藤病院の施設基準：届出予定の例

【届出予定】

届出日	開始日	届出名	内容	届出期限
2024 年 9 月中	R6.10.1	○○○○○○	2024 改訂届出直し	R7.4.30
2024 年 9 月中	R6.10.1	○○○○○○	2024 改訂届出直し	R6.9.30
2024 年 9 月中	R6.10.1	○○○○○○	2024 改訂届出直し	R6.9.30
2024 年 9 月中	R6.10.1	○○○○○○	2024 改訂届出直し	R6.9.30
2024 年 9 月中	R6.10.1	○○○○○○	2024 改訂届出直し	R6.9.30
2024 年 9 月中	R6.10.1	○○○○○○	2024 改訂届出直し	R6.9.30

表3 佐藤病院の施設基準：届出履歴の例

【届出履歴】

届出日	算定開始日 変更日	届出名	内容	受理通知
R6.5.28	R6.6.1	○○○○○○	2024 改訂 新規	
R6.5.28	R6.6.1	○○○○○○	2024 改訂 新規	
R6.5.27	R6.6.1	○○○○○○	2024 改訂 新規	
R6.5.27	R6.6.1	○○○○○○	2024 改訂 新規	
R6.5.27	R6.6.1	○○○○○○	2024 改訂 新規	
R6.5.27	R6.6.1	○○○○○○	○○○○○○	

い、途中で退職や異動がないかなどもチェックするようにしています。

適時調査実施要領をチェック

　厚生労働省は診療報酬改定などにより施設基準の内容に変更があった場合に、おおむね 1 カ月程度遅れて、その後に使用する適時調査実施要領等をウェブサイトに公表します[1]。その中の「適時調査実施要領」は、厚生（支）局が適時調査を実施するための手順書（マニュアル）として活用され、事前提出書類や当日準備書類をはじめ、適時調査実施の手順やチェック項目などがわかりやすく整理

されています。筆者も総務部や経営企画部の担当者と連携し、内容をその都度確認しています。そして知りたいときにすぐに活用できるよう、これらを院内 LAN でダウンロードできるようにしてもらっています。ただし「事務部門が用意してくれるからよい」ではなく、自らもその都度ウェブサイトをチェックし、事前提出書類と当日準備書類を作成するようにしています。

他病院に対する指摘事例から学ぶ

厚生労働省のウェブサイトには「保険診療における指導・監査」のページ[2] があり、そこには「特定共同指導・共同指導における指摘事項」が掲載されています。特定共同指導・共同指導において主にどのような指摘事項があったのかがわかり、とても参考になります。たとえば「令和4年度 特定共同指導・共同指導（医科）における主な指摘事項」[3] では、施設基準関連について、**表4** の指摘がされています。

指摘事項を踏まえ、自施設の看護配置や勤務表が正しく作成され、実践につながっているかなどを再度確認していきます。また、師長会や主任会で実施する管理者教育の中にも、このような内容を踏まえた実践的なものを導入しています。2024年度も様式9を中

表4 令和4年度 特定共同指導・共同指導（医科）における主な指摘事項（一部抜粋）[3]

1. 施設基準関連 ○**看護職員夜間配置加算** 看護職員夜間16対1配置加算1について、各病棟における夜勤を行う看護職員が3人以上配置されていない。

心に、社会保障や診療報酬についての研修を実施しています。看護部長が知っていたらそれでよいわけではなく、それぞれの部門担当者である看護師長や主任も内容を知っておくことが重要です。

● 日頃から適時調査に備える

　日頃からの備えに最も適している資料といえるのが、厚生労働省のウェブサイト「保険診療における指導・監査」に掲載されている「保険診療確認事項リスト（医科）」です。適時調査でチェックされる項目ではないものの、念には念を入れて確認するようにしています。

　たとえば褥瘡の項目（表5）を見ると、様式は参考様式に沿って作成されているか、危険因子の評価の有無や、褥瘡対策に係る専任の看護職員が褥瘡対策の評価を行っているかなどがチェックリストとして記載されています。褥瘡の定期的なラウンドを実施し計画立案を行っていても、専任者がきちんと計画や評価を行っているかなどについて、日頃から定期的に確認しておかなくてはなりません。

表5 　保険診療確認事項リスト（医科）の褥瘡対策の項目[4]

□④ **褥瘡対策** [第 1 章第 2 部通則 7]
□ア 日常生活の自立度が低い入院患者について、参考様式で示している危険因子の評価が実施されていない。
□イ 褥瘡に関する危険因子のある患者およびすでに褥瘡を有する患者について、褥瘡に関する診療計画を作成されていない。
□ウ 診療計画の様式について、参考様式で示している項目を網羅していない。
□エ 褥瘡対策に係る専任の [医師 ・ 看護職員] 以外の [医師 ・ 看護職員] が [褥瘡対策に関する診療計画を作成している・褥瘡対策の評価を行っている]。
□オ

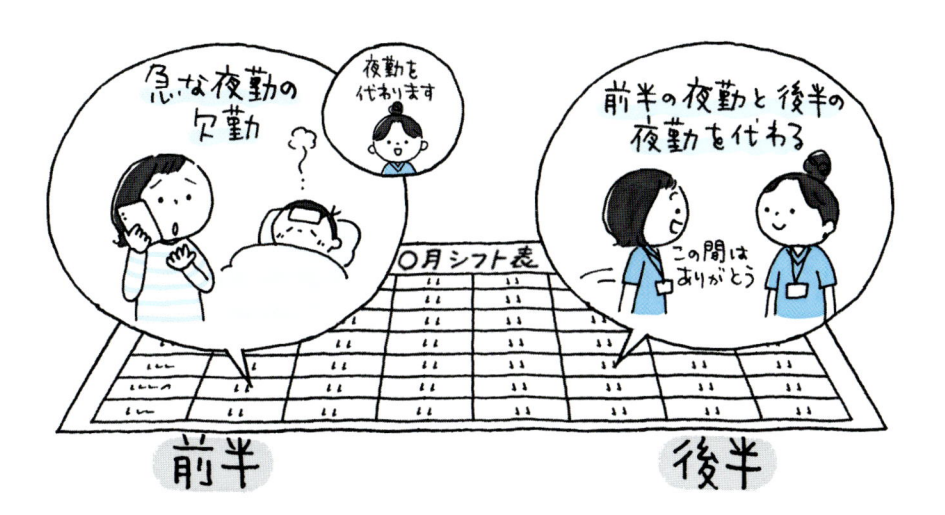

前日までに準備を完璧に済ませる

　適時調査においては事前提出書類と当日準備書類があります。それらの内容を厚生（支）局のウェブサイトで確認し、日頃から意識して準備しておきます。とくに様式9などは勤務表ができ上がった時点で同時に出せるようにしておき、人員配置や夜勤の勤務時間などがぎりぎりの場合はシミュレーションも行っておくようにしています。たとえば小さい子どもがいる看護師が多い職場では、なるべく勤務表の前半に該当者の夜勤を入れるようにし、もし子どもの体調不良で夜勤ができないことがあれば、後半のどこかで夜勤を代わってもらうようにするなどの工夫が必要となります。

　平均入院患者数などは事務部門と看護部の数字にずれが生じないよう、毎月初めに前月分の数合わせを行っています。電子カルテであっても夜中の入退院などでずれが生じている場合もあるため、毎月確認しています。

　研修資料や基準・手順などは、適時調査時に「それはどこにありますか」「どこに記載されていますか」などと聞かれるため、日頃

からファイリングして準備しておくことをお勧めします。とくに医療安全に関しては、当院では「改善ファイル」も作成し、ヒヤリハットが発生し、それにより何らかの改善があり、周知のために会議にも出たなどがあれば、その会議の議事録とともにファイリングしています。これは以前、「ヒヤリハットの改善はありますか」「どうやって周知されていますか」「それはいつの会議で話し合われましたか」などと聞かれた際に、行っていたもののすぐに提示できなかったことがあったためです。会議録とは別に作成して閉じることで、すぐに提示できるようにしています。

　このようにして当日準備書類は前日までに用意して、基準や手順を問われたときにはすぐに示せるように、どこに何が書いてあるのか付箋などを貼ってわかるようにしておくとよいでしょう。これらはすべて、適時調査担当者から質問された際に、証拠となる資料を見せることで適切性が担保されます。そこで日頃から、適時調査を視野に入れた書面関係の整理が重要となるのです。

● 実際の適時調査におけるエピソード

　筆者が看護部長として初めて適時調査に対応した際、書類に関してはかなり念入りに準備しましたが、想定以上に細かくチェックされたことに驚きました。

① 人の管理について

　看護管理日誌、病棟日誌、勤務計画（当院では勤務表）を前に、「○月○日の勤務者を教えてください」と言われ、勤務表から読み上げていきます。これを数日分繰り返して、それらがすべて出勤者通りに病棟日誌に記載されているかを確認されます。今は電子カル

テと勤務表のソフトが連動されているため、勤務表から吸い上げて管理日誌などに上がってくるようになっていますが、急な欠勤や勤務交代などはこまめにチェックをかけておくことをお勧めします。

② 様式9について

　様式9については、作成者と作成方法、作成規定の確認をされます。勤務表作成基準や様式9作成基準はありましたが、褥瘡専任者について一律で勤務時間の半分を抜いていたことに対し、「これはおかしい。専任としての業務時間だけ引けばよい。一律に抜いていると、きちんとやっているのか疑問が残る。実際に専任として関わったラウンドやカルテのチェック、評価などの時間を抜くこと」と言われました（2010年診療報酬改定より、褥瘡対策に係る専任の看護師は、他の病棟の患者に関する褥瘡対策業務を行っても様式9から差し引く必要はなくなっています）。

　また、勉強会に関しても「安全管理の体制確保のための勉強会以外の研修は、勤務時間から抜くこと」と基準にも明記していましたが、「○月○日の勉強会参加者を教えてください」と言われ、実際に勉強会の参加者を確認していくと、時間内の勉強会で勤務時間から抜けていないものがいくつかありました。委員会参加や勉強会参加などで病棟から離れる場合は、その時間を様式9から抜き、各病棟の勤務表提出時に名前と時間を記載したものをもらうようにしていましたが、漏れているものがあったことがわかりました。看護師長に確認すると、「昼休み時間の研修参加だったので、抜かなくてよいと思っていました」と返答がありました。たとえ昼休みであっても、病棟から看護師が抜けるのであれば、時間を引かなくてはならないことを理解していなかったための出来事でした。実際、人員配置の人数は余剰だったため、診療報酬の返還指導はされませんで

したが、後日送られてきた適時調査結果に「看護師配置等として不適切な取り扱いが認められたので適正に計算すること」としっかり記載されてしまいました。

　勤務間隔 11 時間についても、提示した勤務表から細かく確認されました。たとえ勤務表作成基準に明記されていても、作成する看護師長が遵守できていないこともあるため、月初めに看護師長から勤務表を提出されたときに確認することが重要だと改めて学びました。今でもこれは教訓です。

● 適時調査で言われた印象深いフレーズ

　「加算の重みを感じて働いているか」。筆者が初めて関わった適時調査のときに言われた言葉です。認知症に関する加算を取得していた当グループの介護老人保健施設での出来事ですが、「今すぐここに認知症の方のカルテを並べてください」と言われました。そのときは紙カルテだったのですが、認知症中期の方は黄色、後期の方は赤色と色分けシールで目印を付けていたこともあり、すぐに提出することができました。認知症の方は細やかに対応しなければならないことも多いため、色分けしてカルテにも認知機能について記載するようにしていたのですが、これがよかったようです。「ここではちゃんと対応されていますね」と言われました。そしてその際に、「加算をとっていてもどんな加算を届け出ているのかわかっていないことが多い。加算の重みを感じて働いてほしい」とも言われました。これを教訓に、加算の重みを意識して働くようになりました。

　また、適時調査時に何度も言われるフレーズに、「それはどこに記載してありますか」があります。しっかり作成しているつもりでも、「そこまで見る？」というものもあります。そこで、たとえば

勤務表作成基準や高齢者への対応基準、認知症ケア加算に関する基準など、どのような項目でもすべて基準を作成しておくことをお勧めします。

看護部の日頃の取り組みが重要

　分母の大きい看護部がいかに取り組むかで、適時調査における評価は決まるといえます。そこで日頃から対策を講じておくことが重要です。当グループでは、「看護部のせいで診療報酬返還になったと言われないようにきちんとしよう」を合言葉に、皆で取り組むようにしています。

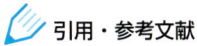 **引用・参考文献**

1）厚生労働省. 適時調査実施要領等.
https://www.mhlw.go.jp/seisakunitsuite/bunya/kenkou_iryou/iryouhoken/shidou_kansa_jissi.html（2024年8月閲覧）
2）厚生労働省. 保険診療における指導・監査.
https://www.mhlw.go.jp/seisakunitsuite/bunya/kenkou_iryou/iryouhoken/shidou_kansa.html（2024年8月閲覧）
3）厚生労働省. 令和4年度 特定共同指導・共同指導（医科）における主な指摘事項. 1.
https://www.mhlw.go.jp/content/001218920.pdf（2024年8月閲覧）
4）厚生労働省保険局医療課医療指導監査室. 保険診療確認事項リスト（医科）. 令和5年度改訂版 ver.3. 11.
https://www.mhlw.go.jp/content/001113814.pdf（2024年8月閲覧）

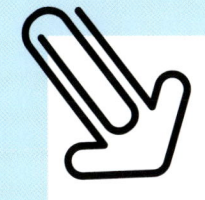

第3章

いざというときに
慌てない！
「立入検査」への
準備と対策

1 看護部門における立入検査の準備と対策

社会医療法人仁愛会 浦添総合病院
理事 兼 病院長補佐 兼 看護師確保・定着促進室長
伊藤 智美

- 立入検査に備えて、「病院自主管理チェックリスト（自主点検表）」にのっとって自施設の状況を改めて確認すること
- 同チェックリストのうち、看護部門がとくに関連する「Ⅰ人事関係」「Ⅱ診療体制関係」の各項目内容を振り返る
- 立入検査当日は、会場の確認と書類が揃っているかについて、今一度確認を行う
- 会場のレイアウトを確認し、看護部門が座る位置に近いところに書類などを配置しておくと進行がスムーズになる

事前準備事項

　立入検査では、看護部門においては人員および構造設備などについて、帳票や院内視察などで確認されます。立入検査でチェックされる内容は病院運営の基本的な事項であるため、日々の運営において適切に管理していることが前提となりますが、立入検査の日程が決定したら「医療法第 25 条第 1 項の規定に基づく立入検査要綱」[1] にのっとって、自院の体制を再確認しておきましょう。

　立入検査は病院においては原則年 1 回実施とされていますが、新型コロナウイルス感染症（以下、新型コロナ）の蔓延時期は、各病

院が「病院自主管理チェックリスト（自主点検表）」（以下、チェックリスト）を提出することで代替とされていました。このチェックリストは、実際の立入検査における事前提出資料でもあります。そこで立入検査の準備としては、まずこのチェックリストにのっとって自施設の状況を改めて確認していきます。

チェックリストの内容

立入検査のチェックリストの内容は地域により若干異なります。本稿では東京都保健医療局のウェブサイトに掲載されているチェックリスト[2] をベースに解説します。

チェックリストは、Ⅰ人事関係、Ⅱ診療体制関係、Ⅲ個人情報取扱関係、Ⅳ管理関係、Ⅴ給食関係、Ⅵ臨床検査関係、Ⅶ診療放射線関係、Ⅷ薬剤管理関係、Ⅸ医療機器管理関係で構成されています。看護に関連性の高い、Ⅰ人事関係、Ⅱ診療体制関係について、それぞれの内容と基本的な事項を示します。

チェックリスト【Ⅰ人事関係】

人事関係では主に「医療従事者数」（次ページ図1）を確認します。員数は、看護師および准看護師、助産師の常勤・非常勤（実数と常勤換算数）を記載します。なお、非常勤の常勤換算数とは、週労働時間40時間を1.0とした場合の非常勤勤務者の数で、週労働時間が30時間の場合は0.75と換算します。

医療法第21条第1項第1号および第21条第2項第1号で、病院、療養病床を有する診療所は、厚生労働省令で定める員数の医師、歯科医師、看護師などを有しなければならないとされていま

令和　　　年　　　月　　　日現在　　病院名　（　　　　　　　　　　　　　　　　　　　）

管理者氏名　（　　　　　　　　　　　　　　　　　　　）

【Ⅰ】　人事関係

記入者所属：　　　　　　　　　　　　　　　記入者氏名：

1　医療従事者数

項　　目	標準数	現　　在　　数			過△不足	充足率%	備考
		常　勤	非常勤	計			
医師			実　数 / 換算後				
歯科医師			実　数 / 換算後				
薬剤師			実　数 / 換算後				
看護師計			実　数 / 換算後				
看護師			実　数 / 換算後				
准看護師			実　数 / 換算後				
助産師			実　数 / 換算後				
歯科衛生士			実　数 / 換算後				
看護補助者			実　数 / 換算後				
栄養士又は管理栄養士			実　数 / 換算後				

図1　Ⅰ人事関係：「医療従事者数」[2]

　す。またこの規定に基づき、医療法施行規則第19条と第21条の2では、医師、歯科医師、看護師などの員数の標準が定められています。医療法施行規則上の人数は病院運営において法律で定める最低限の人数を示したものであり、診療報酬上の必要人数とは異なります。ここで、看護師の員数の計算例を示します。

＜計算例＞

・入院患者数300人、外来患者数400人の場合

入院（300／3）＋外来（400／30）

＝100＋13.3≒100＋14

＝114（人）

　このとき、一般病床および感染症病床は3をもって除した数、療養病床、精神病床および結核病床は4をもって除した数、外来患者数は30をもって除した数に、それぞれその端数を増すごとに1を加えた数となります。

　また、療養病床における看護補助者数は、看護師数同様、医療法施行規則第19条第2項第3号で定められており、入院患者の数が4またはその端数を増すごとに1を加えた数になります。

　上記に加えて「労働時間の把握等」の項目では、全職種において時間外労働が原則月45時間／年360時間以内であること、有給休暇付与日数が10日以上の従業員に対する1年以内の5日以上の有給休暇取得などの確認も行います。看護業務は人を対象とすることから急な業務が発生しやすいため、毎月の超過勤務時間の確認を行い、継続的に対策を講じることが重要です。また、看護職員は人数が多いことから、有給休暇についても計画的に付与する対策を早めに講じることが大切です。

● チェックリスト【Ⅱ診療体制関係】

　診療体制関係には複数の項目があります。そのうちの主な項目として、医療安全管理体制、院内感染、医薬品、医療機器、診療用放射線、看護体制・病棟管理、帳票・諸記録を説明します。

① 医療安全管理体制

　「医療安全管理体制の整備」（次ページ図2）に関する事項では、「医療に係る安全管理のための指針」の整備、「医療安全管理委員会」の設置と運営、医療安全管理に関する研修、事故報告等の医療に係る安全の確保を目的とした改善のための方策、重大事故発生時

【Ⅱ】　診療体制関係

1　医療安全管理体制の整備

記入者所属：　　　　　　　　　　　　　　　　　記入者氏名：

1	「医療に係る安全管理のための指針」に必要事項を記載している。	いる	いない
	☐ 当該病院における安全管理に関する基本的な考え方		
	☐ 医療安全管理委員会その他の当該病院の組織に関する基本的事項		
	☐ 従業者に対する医療に係る安全管理のための研修に関する基本方針		
	☐ 当該病院における事故報告等の医療に係る安全の確保を目的とした改善のための方策に関する基本方針		
	☐ 医療事故発生時の対応に関する基本方針		
	（医療安全管理委員会に報告すべき事例の範囲、報告手順を含む）		
	☐ 医療従事者と患者との間の情報の共有に関する基本方針		
	（患者等に対する当該指針の閲覧に関する基本方針を含む）		
	☐ 患者からの相談対応に関する基本方針	☐	☐
	☐ その他医療安全の推進に必要な基本方針		
	（高難度新規医療技術を用いた医療を提供する場合には、関係学会から示される「高難度新規医療技術の導入を検討するに当たっての基本的考え方」やガイドライン等を参考に実施することを含む）		
	⇒導入している場合は【Ⅱ】診療体制関係「6高難度新規医療技術及び未承認新規医薬品等を用いた医療の提供」も記載すること。		
	☐ 本指針を従業者へ周知徹底を図っている。【下記周知方法を記載】		
	☐ 全職員に配布　　☐ 全部署に配布　　☐ イントラネットシステム		
	☐ 掲示　　☐ その他（　　　　　　　　　　　　）		
	☐ 指針の定期的な見直し・改訂　　最終改訂（　　　年　　　月　　　日）		
	→ ☐ 医療安全管理委員会での変更（改訂）承認日（　　　年　　　月　　　日）		
2	「医療安全管理委員会」を設置し、運営している	いる	いない
	☐ 当該病院における安全管理に体制の確保及び推進のために設置している。		
	☐ 委員会の管理・運営規程　　　　　☐ 議事録の作成及び保存		
	☐ 月に1回程度の開催　　　　☐ 患者の対応状況を含む重要な検討内容の管理者への報告		
	☐ 各部門の安全管理のための責任者等で構成　　☐ 重大な問題が発生した際の臨時委員会の開催		
	※委員会の構成員に医療安全管理責任者、医薬品安全管理責任者、医療機器安全管理責任者、医療放射線安全管理責任者を含める。	☐	☐
	☐ 重大な問題その他委員会で取り扱うことが適当な問題発生時の速やかな原因究明調査・分析		
	☐ 客観的な事実から構造的な原因を分析（個人の責任追及を行うものではないことに留意）		
	☐ 分析結果を活用した改善方策の立案及び実施並びに従業者への周知		
	☐ 組織としての改善方策を情報共有　　☐ 背景要因及び根本原因を分析・検討		
	☐ 改善方策の実施状況の調査及び必要に応じた当該方策の見直し		
	☐ 同様の事故等の発生状況確認　　☐ 委員会構成員の定期的巡回調査		
	医療安全管理に関する研修を年2回程度定期的に実施している。		
	☐ 病院の全従業者を対象に実施　　※研修対象者数は非常勤を含めた病院の全従業者数とする。		
	研修目的　☐ 従業者の医療安全意識、他の従業者と相互に連携して業務を行う意識		
	☐ 業務を安全に行うための技能の向上		
	研修内容　☐ 医療に係る安全管理のための基本的な事項及び具体的方策について		
	☐ 当該病院の具体的な事例などを取り上げ、職種横断的に実施		

図2　Ⅱ診療体制関係：「医療安全管理体制の整備」[2)]

　の管理、医療安全管理責任者／安全管理者の配置、医療安全管理部門の設置などが示されています。

　とくに看護部門において重要な事項は、「事故報告等の医療に係

る安全の確保を目的とした改善のための方策」の具体的な事項として、インシデント・アクシデントの報告体制の整備と、それらの報告事項から分析し改善した結果を手順・マニュアルなどへ反映することです。とくに患者誤認防止対策については、院内での取り決めを対策として立案し、入院・外来などのあらゆる場面で、患者や家族と協力して対策の実施を行うこととされています。

　また、「医療安全管理に関する研修」には、従業員の医療安全意識、ほかの従業者と連携して業務を行う意識、業務を安全に行うための技能向上を目的として、全従業者に対して年2回程度、実施することが示されています。看護師以外にも看護補助者やクラークなど対象者が多い看護部門では、交代制勤務の状況を考慮し、対象者が研修を受講できるように調整します。

　特定機能病院については、上記に加えて、患者などからの相談に対応する窓口の設置や、さらなる医療安全管理体制および組織運営体制の整備などに関する事項もあげられています。

② 院内感染

　「院内感染予防対策の体制整備」（次ページ図3）に関する事項では、「院内感染対策のための指針」の作成、院内感染対策委員会の開催や運営、院内感染対策に関する研修の実施、院内感染・病原体の発生状況の把握、院内感染対策マニュアルの整備、感染制御チームの設置、「院内感染対策者」の配置が示されています。

　とくに看護部門において重要な事項は、前述の医療安全管理体制と同様に全従業者に対する年2回程度の研修の実施、そして院内感染対策マニュアルの周知と対策の実施があげられます。

　新型コロナの爆発的な流行から、感染予防対策の整備は重要事項となっています。また、当該事項は新型コロナのみならず、あらゆ

【Ⅱ】 診療体制関係

2 院内感染予防対策の体制整備

記入者所属：　　　　　　　　　　　　　　　　記入者氏名：

1	「院内感染対策のための指針」に必要事項が記載されている。 ☐ 基本的な考え方　　　　　　　　☐ 委員会・組織に関する基本的事項 ☐ 従事者研修に関する基本方針　　☐ 院内感染発生時の対応に関する基本方針 ☐ 感染症発生状況の報告に関する基本方針　　☐ 指針の閲覧に関する基本方針 ☐ その他院内感染対策の推進に必要な基本方針 周知方法 　　☐ 全職員に配布　　☐ 全部署に配布　　☐ イントラネットシステム 　　☐ 掲示　　　　　☐ その他（　　　　　　　　　　　　　　　） 策定・改訂 　　☐ 院内感染対策委員会の議を経ている。最終改訂（　　年　　月）	いる ☐	いない ☐
2	院内感染対策委員会が適切に開催・運営されている。 ☐ 委員会の管理・運営規程　　　　　☐ 議事録 ☐ 月に1回程度の定期開催　　　　　☐ 重大事案発生時の臨時開催 ☐ 職種横断的に構成 　　☐ 診療部門　☐ 看護部門　☐ 薬剤部門　☐ 事務部門 　　☐ 臨床検査部門　（　☐ 検査部門　☐ 放射線部門　） 　　☐ 洗浄・滅菌消毒部門　☐ 給食部門　☐ その他（　　　　　） ☐ 恒常的に欠席している委員がいない。 ☐ 重要な検討内容の管理者への報告 ☐ 各部署からの報告・現場への還元 ☐ 感染発生原因の分析・対策立案・周知 　決定事項の周知方法　　（　　　　　　　　　　　　　　　　） ☐ 改善策実施状況の調査・見直し	いる ☐	いない ☐
	院内感染対策に関する研修を全従業者を対象に年2回程度実施している。 ☐ 全従業者を対象に実施（非常勤など含む）　　（全従業者数　　　　　名） ☐ 委託業者への実施　・周知方法（　　　　　　　　　　　　　　）		

図3 Ⅱ診療体制関係：「院内感染予防対策の体制整備」[2]

る感染予防対策に必要な事項です。看護補助者なども容易に理解できるよう、動画などを活用した感染予防対策の手順の周知や、手指衛生遵守率のキープなど、感染予防対策に日々継続的に取り組むことが重要となります。

③ 医薬品

「医薬品の安全管理体制の整備」（**図4**）で、看護部門に関する事項としては、病棟における医薬品の管理、とくに保管状況や医薬品

【Ⅱ】 診療体制関係

3 医薬品の安全管理体制の整備

記入者所属：　　　　　　　　　　　　　　　記入者氏名：

~~医薬品安全使用責任者配置の有無~~

~~記録~~

（ ☐ 日時　☐ 受講者氏名　☐ 医薬品の名称　☐ 実施場所　☐ 研修項目）

(1) 医薬品業務手順書を作成し、適切に運用している。

●次の項目について手順書に盛り込んでいるか。

☐ 医薬品の採用・購入に関する事項
- ☐ 採用医薬品の選定
  - (☐ 安全性に関する検討　☐ 取り間違い防止に関する検討　)
- ☐ 未承認新規医薬品等の採用の選定　☐ 採用医薬品情報の作成・提供
- ☐ 医薬品の発注　☐ 入庫管理と伝票管理

☐ 調剤室における医薬品の管理
- ☐ 保管管理
  - [☐ 医薬品棚の配置　☐ 医薬品の充填・定数管理　☐ 規制医薬品]
- ☐ 品質管理
  - ☐ 有効期間・使用期限の管理　☐ 医薬品ごとの保管条件の確認・管理
  - ☐ 必要に応じた品質確認試験の実施（不良品発見時の対応、回収手順等）
- ☐ 処置薬（消毒薬等）
  - ☐ 定期的な有効期間・使用期限の管理　☐ 開封後の保管方法

☐ 病棟・各部門への医薬品の供給
- ☐ 調剤薬　☐ 定数配置薬　☐ 消毒薬その他処置薬、皮内反応液等

☐ 外来患者への医薬品使用
- ☐ 患者情報の収集・管理・活用　☐ 検査・処置における医薬品使用
- ☐ 処方（正確な処方箋の記載、処方変更時の説明）　☐ 調剤（処方監査・疑義照会・調剤業務）
- ☐ 調剤薬の交付・服薬指導　☐ 薬剤交付後の経過観察

☐ 在宅患者への医薬品使用
- ☐ 適正使用のための剤形、用法、調剤方法の選択　☐ 患者居宅における使用と管理
- ☐ 在宅患者又は介護者への服薬指導　☐ 患者容体急変時の対応体制

☐ 病棟における医薬品の管理
- ☐ 保管管理
  - [☐ 医薬品棚の配置　☐ 医薬品の定数管理　☐ 規制医薬品
  - ☐ 特定生物由来製品　☐ 要注意薬　☐ 処置薬（消毒薬等）
  - ☐ 救急カート　☐ 輸血用血液製剤]
- ☐ 品質管理
  - ☐ 有効期間・使用期限の管理　☐ 医薬品ごとの保管条件の確認・管理
  - ☐ 必要に応じた品質確認試験の実施（不良品発見時の対応、回収手順等）
- ☐ 危険物の管理

（右欄：いる ☐ ／ いない ☐）

図4 Ⅱ診療体制関係：「医薬品の安全管理体制の整備」[2]

の定数管理、救急カートの管理などがあります。また品質管理については、有効期間や使用期限の管理、患者持ち込み医薬品の管理体制などを確認します。看護部門はこれらの体制や帳票などの整備を、薬剤師と共同して実施していくことが求められています。

【Ⅱ】　　診療体制関係							
4　医療機器の安全管理体制の整備							
記入者所属：			記入者氏名：				
「医療機器安全管理責任者」を配置している。							

〜〜

	(1) 新しい医療機器の導入時の研修を実施している。			いる	いない	非該当
	内容　☐ 有効性・安全性に関する事項 　　　☐ 使用方法に関する事項 　　　☐ 保守点検に関する事項 　　　☐ 不具合等が発生した場合の対応（施設内での報告、行政機関への報告等）に関する事項 　　　☐ 使用に関して特に法令上遵守すべき事項			☐	☐	☐

直近2回の 研修実施日 及び内容		テーマ	対象部署・職種	受講者数
	年　　　月			名
	年　　　月			名

☐ 病院において当該医療機器の使用に携わる医療従事者等の従業者を対象にしている。
☐ 記録
（　☐ 日時　　☐ 受講者氏名　　☐ 研修項目　　☐ 機器の名称　　☐ 実施場所等　）

2	(2) 特に安全使用に際して技術の習熟が必要と考えられる医療機器に関する研修を定期的に行っている。			いる	いない	非該当
	病院種別　　（　☐ 特定機能病院　　　　　☐ 特定機能病院以外の病院） 対象医療機器 　　　☐ 人工心肺装置及び補助循環装置　　☐ 人工呼吸器 　　　☐ 血液浄化装置　　☐ 除細動装置　　☐ 閉鎖式保育器 　　　☐ 直線加速器等　　☐ 粒子線照射装置　　☐ ガンマナイフ等 　　　☐ その他（　　　　　　　　　　　　　　　　　） ☐ 定期研修の実施（年2回程度）			☐	☐	☐

直近2回の		テーマ	対象部署・職種	受講者数

図5　Ⅱ診療体制関係：「医療機器の安全管理体制の整備」[2]

④ 医療機器

　「医療機器の安全管理体制の整備」（図5）に関する事項としては、医療機器の使用に携わる従業者を対象として、個々の医療機器を適切に使用するための知識および技能の習得または向上を目的として研修を実施することが求められています。とくに看護師が使用する医療機器は人工呼吸器や輸液ポンプ、シリンジポンプなどですが、これらの使用方法や不具合が発生した場合の対応などについて、臨床工学技士などに協力してもらい研修の受講を促進すること

【Ⅱ】 診療体制関係			
5 診療用放射線に係る安全管理体制			
記入者所属： 記入者氏名：			

診療用放射線装置等の保有状況

1	診療用放射線装置等の保有状況 ☐ 一般撮影 ☐ CT ☐ 結石破砕 ☐ マンモグラフィ ☐ 血管撮影 ☐ デンタル・パントモ ☐ ポータブル ☐ X線TV ☐ X線血液照射 ☐ 外科用イメージ ☐ 骨密度（骨塩定量） ☐ 核医学 ☐ その他（ ）	いる ☐	いない ☐	
	「医療放射線安全管理責任者」を配置している。 ☐ 職種 ☐ 放射線科医師 ☐ その他の科の医師 ☐ 歯科医師 ☐ 診療放射線技師 ☐ 責任者名 （ ） ☐ 常勤である。 ☐ （責任者が放射線技師の場合）常勤の医師又は歯科医師が放射線診療における正当化・最適化を担保し、技師に対して適切な指示を行う体制を確保している。	いる ☐ ☐	いない ☐ ☐	非該当 ☐ ☐
2	「診療用放射線の安全利用のための指針」に必要事項が記載されている。 ☐ 診療用放射線の安全利用に関する基本的考え方 ☐ 放射線診療に従事する者に対する安全利用のための研修に関する基本的方針 ☐ 診療用放射線の安全利用を目的とした改善のための方策に関する基本方針 ☐ 放射線過剰被ばくその他事例発生時の対応に関する基本方針 ☐ 医療従事者と患者間の情報共有に関する基本方針 （患者等に対する当該指針の閲覧に関する事項を含む） ☐ 必要に応じた指針の見直し・改訂 （最終改訂日 年 月）	いる ☐	いない ☐	非該当 ☐
3	診療用放射線の安全利用のための研修を対象者に年1回以上行っている。 ☐ 対象者に実施 ☐ 年1回以上実施	いる ☐	いない ☐	非該当 ☐

職種	医師/（うち放射線科）	放射線技師	薬剤師	看護師	その他	合計
対象者数	/ （ ）					0

☐ ※対象者は以下を含んでいる。
　☐ 医療放射線安全管理責任者
　☐ 放射線検査を依頼する医師及び歯科医師
　☐ IVRやエックス線透視・撮影等を行う医師及び歯科医師
　☐ 放射線科医師
　☐ 診療放射線技師
　☐ 放射性医薬品等を取り扱う薬剤師
　☐ 放射線診療を受ける者への説明等を実施する看護師等
　　☐ 患者の医療被ばくの基本的な考え方に関する事項

図6 Ⅱ診療体制関係：「診療用放射線に係る安全管理体制」[2]

が必要です。また、病院において過去に使用した実績のない新しい医療機器を導入する際は、当該医療機器の使用予定者に対する研修を行い、その実施内容について記録することが求められています。

⑤ 診療用放射線

「診療用放射線に係る安全管理体制」（**図6**）で看護部門に関する

事項としては、診療用放射線の安全利用のための研修を、対象者に年1回以上行うことがあげられます。看護師のみならず、診療用放射線検査へ患者を案内する看護補助者などもその受講対象となるため、研修受講の促進や未受講者の把握、研修内容の周知に取り組まなければなりません。患者の安全だけでなく、職員の労働衛生環境の整備も大切です。

⑥ 看護体制・病棟管理

✎ 看護体制

「看護体制」（図7）では、病棟（病室）の適正管理・運営、労務管理上無理のない勤務体制の確保、夜間救急体制の整備、看護研修などの計画的な実施が示されています。

病棟（病室）の適正管理・運営では、病棟（看護単位）および病室の定床数遵守と、病室として許可を受けた部屋への患者収容が示されています。ただし2009年の厚生労働省保険局医療課長ほか通知[3]において、「地域の救急医療体制が厳しい中での緊急時の対応として、救急医療に係る患者を入院させるときは、定員を超えて病室に患者を入院させることおよび病室以外の場所に患者を入院させることができる」としています。しかし、これを常態化しないこと、原則として病室であることなどが記載されています。地域の救急医療体制の現状から許可病床外での入院患者の収容の発生が予測される場合は、あらかじめ安全が担保できる患者数（許可病床数の5％未満）や場所（病室など）、安全な医療が提供できる人員などを予測しておく必要があります。

看護師の勤務体制については、1カ月の夜勤回数、夜勤明けの休暇の確保、各勤務帯の休憩時間を確認します。「病院管理の手引」には、看護夜勤体制について次のように示されています[4]。

【Ⅱ】　診療体制関係

7　看護体制（別紙も記載すること。）

記入者所属：　　　　　　　　　　　　　記入者氏名：

		いる	いない	
1	**病棟（病室）を適正に管理・運営している。** ☐ 病棟（看護単位）定床数遵守　　☐ 病室定床数遵守 ☐ 病室として許可を受けた部屋に患者を収容している。	☐	☐	
2	**看護業務の遂行に支障をきたさず、労務管理上無理のない勤務体制を確保している。** ☐ 1か月の夜勤回数　　（ 平均　　　回／月　　最高　　　回／月 ） ☐ 夜勤明けの休暇確保　☐ 休憩時間（ 日中　　　分 ・ 夜間　　　分 ）	☐	☐	

		いる	いない	非該当
3	**夜間救急体制が整備されている。** 救急医療機関の指定 （ ☐ 救急告示医療機関　　☐ 二次救急　　☐ 三次救急 ） 夜間救急患者受入数　平均　　　　　　　人／日　　※直近前月ベースで記入 夜間救急体制総人数　平均　　　　　　　人／日 （救急診療部門が単独である場合は当該部門のみの人数） ☐ 患者来院時の初期対応手順の規定 ☐ 緊急時の応援体制（他科連携・オンコール等）が定められている。	☐	☐	☐

		いる	いない	
4	**看護研修等を計画的に実施している。** 研修年間計画　　（ ☐ 院内　　☐ 院外 ） ☐ 出席・欠席者の記録　　　☐ 研修実施記録保管	☐	☐	

図7　Ⅱ診療体制関係：「看護体制」[2]

＜看護夜勤体制（夜勤負担の軽減等）＞

（ア）労働時間等の改善のため、労働時間の適正な管理はもとより、現場の実情に応じた労働時間等の設定改善策の検討、推進等を図ること。

（イ）入院患者の状況等に応じて、複数の看護師等による対応を基本として、1人当たりの夜勤回数月8回以内を目指す。（3交代制の場合）

（ウ）「複数を主として月8回以内の夜勤体制」を基本としつつ、十分な勤務間隔（インターバル）の確保を含め、より負担の少ない交代制に向けた取組を着実に進めること。

看護夜勤体制については看護師の勤務負担軽減などの点からも、夜勤回数の管理や勤務間インターバルの確保が重要です。

夜間救急体制の整備では、救急医療機関の指定（救急告示医療機関、二次救急、三次救急）や夜間救急患者受入数、夜間救急体制総人数の確認をします。また、初期対応手順の規定や緊急時の応援体制の整備がされているかについても確認します。

　看護研修などの計画的な実施については、院内外の看護研修の年間計画および出席確認、研修実施記録などの保管について確認します。看護師への研修の機会が組織的に計画され、看護の質向上に寄与しているかなどを記録から見ておきましょう。看護師等の人材確保の促進に関する法律の第5条には「病院などの開設者などは、病院などに勤務する看護師などが適切な処遇の下で、その専門知識と技能を向上させ、かつ、これを看護業務に十分発揮できるよう、病院などに勤務する看護師などの処遇の改善、新たに業務に従事する看護師などに対する臨床研修その他の研修の実施、看護師などが自ら研修を受ける機会を確保できるようにするために必要な配慮その他の措置を講ずるよう努めなければならない」とあります。組織は院内外における看護師教育の年間計画の立案・実施など、看護師のキャリア開発を支援する体制を整備し、看護師自身も研修に積極的に参加するなど、自らのキャリア形成の促進に取り組む必要があるのです。

◢ 病棟等管理

　「病棟等管理」（図8）においては、構造設備の安全性の配慮、医療機器および看護用具の適切な管理、院内の清潔保持について示されています。

　構造設備の安全性の配慮では、ベッド周りや廊下の環境、浴室の転倒防止対策、窓やベランダからの転落防止対策などがあります。ベッド周りや廊下の環境については、患者ごとのナースコールの設置、ベッドの高さ調整、ベッド柵使用時の安全対策、夜間照明設

【Ⅱ】	診療体制関係			
8	病棟等管理			
記入者所属：		記入者氏名：		
1	構造設備は、安全性等に配慮している。 ☐ ナースコールを患者ごとに設置している　☐ 床の段差への対策 ☐ 夜間の照明設備がある　☐ 手すり使用に支障がない ☐ ベッドの安全対策がとられている（高さ調節、ギャッチアップ、ベッド柵） ☐ 浴室の安全対策がとられている（段差対策、手すりの設置など） ☐ 窓やベランダからの転落防止対策を講じている		いる ☐	いない ☐
2	医療機器及び看護用具が適切に管理されている。 ☐ 医療機器・看護用具は添付文書に則った使用している。 ☐ 診療材料や滅菌物の使用期限管理を行っている。 ☐ 医療機器・看護用品の洗浄・消毒・乾燥は決められた手順で行っている。 ☐ 滅菌物や診療材料、衛生材料は衛生的に保管管理している。 ☐ 手指衛生を適切に実施できる設備・備品を整備している。 ☐ 必要な場所に個人防護具を設置している。 ☐ 医薬品を適切に管理している。 ☐ 患者の処置ケアにあたっては、必要な個人防護具を適切に着用している。		いる ☐	いない ☐
	院内の清潔保持			
(1)	病棟内設備・リネンの衛生管理を適切に行っている。 ☐ 清潔区域と不潔区域の区別を適切に行っている。 （洗浄場所、注射準備台、作業台、リネン庫等）		いる ☐	いない ☐
	院内清掃が定期的に行われている。			

図8 Ⅱ診療体制関係：「病棟等管理」[2]

備、手すりの使用に支障がないことなどを確認しておきます。

　医療機器および看護用具の適切な管理では、ストレッチャーや車椅子、歩行器などの定期点検簿が必要です。また、その定期点検簿で、院内のルールに沿った機能的視点や清潔保持の視点での点検が実施されているかを確認します。そのほか救急カートの点検記録、診療材料や滅菌物の使用期限管理体制、医療機器・看護用品の洗浄・消毒・乾燥の手順なども必要です。

　院内の清潔保持では、院内清掃が定期的に行われているかなどを記載する帳票が必要です。その帳票で、病室の清掃頻度や水周り（手洗い場、流し台、トイレ、浴室など）の清掃確認を行います。

また、医療廃棄物の管理では、廃棄物分別マニュアル（院内規定）の作成や周知方法を確認します。

　上記の病棟等管理における事項は、院内で取り決めがされていること、必要な帳票があることを事前に確認しておきましょう。周知や実施方法について、立入検査の院内視察で確認されます。

✎ 看護に関する業務基準、手順等の整備・活用

　「看護に関する業務基準、手順等の整備・活用」（図 9）では、業務範囲の明確化と遵守、看護師による特定行為の適切な運営がされているかなどを確認します。

　業務範囲の明確化と遵守では、看護師・准看護師・助産師・看護補助者それぞれの業務範囲や基準を明確にしている書類が必要です。とくに看護補助者については、タスク・シフト/シェアに関する視点から、看護師長および看護職員の指導の下に、原則として療養生活上の世話（食事、清潔、排泄、入浴、移動など）、病室内の環境整備、ベッドメイキングのほか、病院内において、看護用品および消耗品の整理整頓、看護職員が行う書類・伝票の整理および作成の代行、診療録の準備などの業務を行うこと、また、看護補助者の役割分担について院内規程を定め、個別の業務内容を整備することが求められています。

　看護師による特定行為研修の実施は、2015 年の保健師助産師看護師法の改正を受け、2016 年から開始されました。特定行為研修を修了した看護師が在籍し特定行為を実施している施設は、その修了証を確認し、手順書を定め、行為に関する知識および技能を事前に確認することが求められています。また、特定行為研修の修了者であることが、患者、家族、医療関係者にわかるよう、名札への記載やユニフォームの工夫などの配慮も必要です。

【Ⅱ】 診療体制関係			
9　看護に関する業務基準、手順等の整備・活用			
記入者所属：　　　　　　　　　　　記入者氏名：			

1　業務範囲を明確にし、遵守している。

☐ 各職種の業務範囲・基準を明確にし、遵守している。

☐ 助産師　☐ 看護師　☐ 准看護師　☐ 看護補助者（療養生活上の世話をする職員を含む）

いる ☐　いない ☐

(1)　看護手順書等を作成し、適切に業務を運用している。

☐ 手順書は医療安全（事故、患者誤認、院内感染予防）を含む内容としている

☐ 内容を周知し、活用している。

☐ 定期的に内容を見直している。最終改訂（　　　年　　　月）

以下の診療の補助行為について看護師が実施している場合には手順を定めている

☐ 注射・採血・ライン確保

　☐ 静脈注射　☐ 皮下注射　☐ 筋肉注射（ワクチン接種も含む）

　☐ 動脈からの採血　☐ 動脈ラインの抜去および止血

☐ カテーテルの留置、抜去等の各種処置行為

　☐ 尿道カテーテル留置　☐ 末梢留置型中心静脈注射用カテーテルの抜去

　☐ 皮下埋め込み式CVポートの穿刺　☐ 胃管・EDチューブの挿入及び抜去

　☐ 手術部位（創部）の消毒　☐ 鶏眼処置　☐ 創傷処置

いる ☐　いない ☐

（～中略～）

☐ 造影剤の投与　☐ 治療終了後の止血

3　看護師による特定行為を適切に運営している。

☐ 次の項目が記載された特定行為の手順書を定めている。

　☐ 患者の病状の範囲　☐ 診療の補助の内容　☐ 対象となる患者

　☐ 特定行為を行うときに確認すべき事項

　☐ 医療の安全を確保するための連絡が必要な場合の連絡体制

　☐ 特定行為を行った後の報告の方法

☐ 特定行為を実施する看護師の研修修了証を確認している。

☐ 特定行為を実施する前に知識及び技能に関して事前の確認を行っている。

☐ 特定行為研修の修了者であることが、患者、家族、医療関係者等に分かるよう配慮している。

いる ☐　いない ☐　非該当

図9 Ⅱ診療体制関係：「看護に関する業務基準、手順等の整備・活用」[2]

⑦ 帳票・諸記録

　「帳票・諸記録の運用・管理」（次ページ図10）では、診療録、入院診療計画書、退院療養計画書、助産録、手術記録・麻酔記録、手術同意書、看護記録、病棟日誌、外出・外泊許可申請書、指示・処置簿の管理などを確認します。各帳票・諸記録において必要な記載事項が網羅されていることを、日々の記録状況を整備して確認しておくことが必要です。帳票および諸記録の中で基本となるものに

【Ⅱ】　診療体制関係

11　帳票・諸記録の運用・管理			
記入者所属：	記入者氏名：		

		いる	いない	非該当
1	**診療録** ☐ 住所　☐ 氏名　☐ 年齢　☐ 性別　☐ 病名及び主要症状 ☐ 処方及び処置の記載　☐ 診療年月日 ☐ 診療ごとに記述した医師の署名　☐ 保存（治療完結後5年）	☐	☐	
2	**入院診療計画書** ☐ 患者の氏名　☐ 主治医以外の担当者　☐ 病名　☐ 症状 ☐ 治療計画　☐ 検査内容及び日程　☐ 手術内容及び日程 ☐ 推定される入院期間　☐ 特別な栄養管理の必要性　☐ 主治医氏名 ☐ 入院日から7日以内に患者又は家族に交付している	☐	☐	
3	**退院療養計画書** ☐ 患者の氏名　☐ 主治医以外の担当者　☐ 予想される退院日 ☐ 退院後の治療計画　☐ 退院後の療養上の留意点 ☐ 退院後の療養に必要な保健医療サービス ☐ 退院後必要となる保健医療サービス又は福祉サービス　☐ 主治医氏名	☐	☐	
4	**助産録** ☐ 妊産婦の住所　☐ 氏名　☐ 年齢　☐ 職業　☐ 分娩回数・生死産別 ☐ 妊産婦の既往疾患の有無・経過　☐ 今回妊娠の経過・所見・保健指導の要領 ☐ 妊娠中医師による健康診断受診の有無（　☐ 結核検査　☐ 性病検査　） ☐ 分娩場所・年月日時分　☐ 分娩の経過・処置 ☐ 分娩異常の有無・経過・処置 ☐ 児の数・性別・生死別　☐ 児・胎児付属物の所見 ☐ 産じょくの経過・じょく婦、新生児の保健指導の要領 ☐ 産後の医師による健康診断の有無　☐ 保存（5年） ☐ 分娩の進行管理は医師又は助産師が行っている	☐	☐	☐
5	**手術記録・麻酔記録** ☐ 手術室の管理及び各科の利用状況（手術室台帳） ☐ 氏名　☐ 年齢　☐ 性別　☐ 患者の病名 ☐ 手術の主要所見又は処置内容　☐ 執刀医名　☐ 助手名 ☐ 執刀年月日　☐ 開始時刻・終了時刻　☐ 手術記録保存 ☐ 器具・ガーゼ類の手術前後の確認 ☐ 麻酔医名　☐ 麻酔方法・経過　☐ 麻酔の開始時刻・終了時刻	☐	☐	☐

図10　Ⅱ診療体制関係：「帳票・諸記録の運用・管理」[2]

ついて、その具体的な内容を次に示します。

✎ 入院診療計画書

入院診療計画書には、患者の氏名、病名、症状、治療計画、検査や手術内容および日程、推定される入院期間などが記載されていなければなりません。また当該書類は、入院から7日以内に患者また

は家族に交付され、記録として保存されなければなりません。現状も新型コロナ対策による面会制限があり、家族の来院が厳しい状況ですが、入院後に速やかに当該書類を医師・看護師・関係職種で作成し交付する体制整備が求められています。

退院療養計画書

退院療養計画書は、予測される退院日や退院後の治療計画、退院後の療養上の留意点や療養に必要な保健医療・福祉サービスなどについて、主治医のみならず看護師や退院調整担当者などで作成し、患者および家族へ説明・交付することが求められています。

手術記録・麻酔記録

手術記録では、患者の氏名、病名、手術を行った医師の氏名、手術を行った日、手術を開始した時刻および終了した時刻、行った手術の術式などが記載されているかを確認します。

麻酔記録では、患者の氏名、麻酔を実施した医師の氏名、手術を行った医師の氏名、麻酔を実施した日、麻酔を開始した時刻および終了した時刻、麻酔の方法、行った手術の術式、麻酔に使用した薬剤の名称および量、血圧その他の患者の身体状況に関する記録の記載事項を確認します。

手術同意書

手術同意書においては、病名・手術名、現在の症状、手術の必要性・目的、術式・麻酔方法、手術予定日、十分な説明を受け、理解し、同意する旨の記載、同意日、患者署名、代理人等の氏名などの記載事項を確認します。

看護記録

病院は診療に関する諸記録として、看護記録を備えなければなりません。なお、看護記録の様式には「基礎情報（データベース）」「看護計画」「経過記録」「要約（サマリー）」などがあります。各様

式の説明は次の通りです[5]。

> 〈看護記録の様式〉
> ・基礎情報（データベース）：看護を必要とする人の病歴や現在の治療、使用薬剤、アレルギー、さらに、身体的精神的、社会的、スピリチュアルな側面の情報などを記載したもの。
> ・看護計画：看護を必要とする人の健康問題と期待する成果、期待する成果を得るための個別的な看護実践の計画を記載したもの。
> ・経過記録：看護を必要とする人の意向や訴え、健康問題、治療・処置、看護実践などの経過を記載したもの。
> ・要約（サマリー）：看護を必要とする人の健康問題の経過、情報を要約したもの。

これらの書類の記載内容に漏れがないかなどを確認します。

🔹 病院日誌または看護管理日誌

「帳票・諸記録の運用・管理」のリストに掲載はありませんが、立入検査時には病院日誌または看護管理日誌の確認も行われます。病院日誌または看護管理日誌では、0時〜24時の病院全体の入院患者の状況（病棟ごとの患者数など）、病院全体の外来患者の状況、看護要員の勤務状況、各診療科の当直医師の氏名、夜間管理師長の巡視状況、管理上把握すべき特記事項（人事・行事・事故・教育・その他の管理上の事項など）、看護部門責任者と病院長の決裁について確認します。

🔹 病棟日誌

病棟日誌は病棟ごとに作成します。病院日誌同様、0時〜24時の入院患者数およびその介護区分または救護区分（1看護単位が2

階、3階に分かれている場合は階ごとの患者およびその介護区分または救護区分と計）、入院患者の入出状況（入院・転入・退院・転出・死亡・病棟内移動・転科）、外出・外泊患者、家族付添者の把握、重症患者、要注意患者および手術患者の状態の記述、看護要員の勤務状況、加算対象患者（重症者等療養環境特別加算、亜急性期、褥瘡など）、当直医師の氏名、巡視状況（巡視時間、巡視者サイン）、特記事項（人事・行事・事故・教育・その他の管理上の事項など）、病棟責任者と看護部門責任者の決裁が遅滞なく実施されているかを確認します。

◀ 外出・外泊許可申請書

外出・外泊許可については、外出・外泊基準が定められており、外出・外泊許可申請書などにより管理されていることが前提となります。外出・外泊許可申請書は、医師が目的・必要性を考慮して許可・署名していること、出・帰院年月日および時間の確認と患者・家族のサインがあるかを確認します。また、外出・外泊時の注意事項（服薬・食事・入浴など）について、患者・家族に説明した内容も記載し、病院名・連絡先の電話番号が記載されたものを交付します。そして外出・外泊中の請求誤りがないように、栄養部門（食止め・食出しの日時）や医事部門との連絡体制を確立する必要もあります。

◀ 指示・処置簿の管理

指示・処置簿の管理については、指示の伝達に関する院内規程を整備することが求められています。書類には、指示者（医師など）、開始日、指示受け者、指示実施者（看護師など）を明記します。とくに処方箋については、服薬および投薬時に患者と処方内容を確認しており、与薬後に実施者のサインがされているかを確認します。また、指示変更時の指示伝達に関する規程を整備していること、緊急時などやむを得ず口頭指示を受ける場合の対応規程を整備

していること、ワークシートや会計のための転記をしていないこと、指示の日数は最小限としていることなどが実施されているかを確認します。

🔍 諸記録等の適切な保存

最後に、これらの諸記録などが紙保存か電子媒体保存かを確認します。電子媒体の場合は、真正性（故意または過失による虚偽入力、書き換え、消去および混同を防止すること。また、作成の責任の所在を明確にすること）・見読性（情報の内容を必要に応じて肉眼で見読可能な状態に容易にできること。また、情報の内容を必要に応じて直ちに書面に表示できること）・保存性（法令に定める期間内、復元可能な状態で保存すること）についてと、セキュリティ対策を確認します。

このように立入検査の事前準備においては、日頃から実施している項目について、チェックリストで改めてその実施状況を確認しておきましょう。そして、それらに伴う書類や帳票などを整理しておくことも重要です。

🔵 当日対応事項

立入検査当日は、事前準備で用意したチェックリストや書類、帳票などに沿って、各内容が適切に実施されているかを口頭または現場で確認がなされます。当日までに各書類の記載内容を再確認することはもちろんのこと、現場の実施状況についても再度確認しておきます。

① 会場の確認

当日の立入検査に立ち会う看護管理者の人数を確認し、会場の座

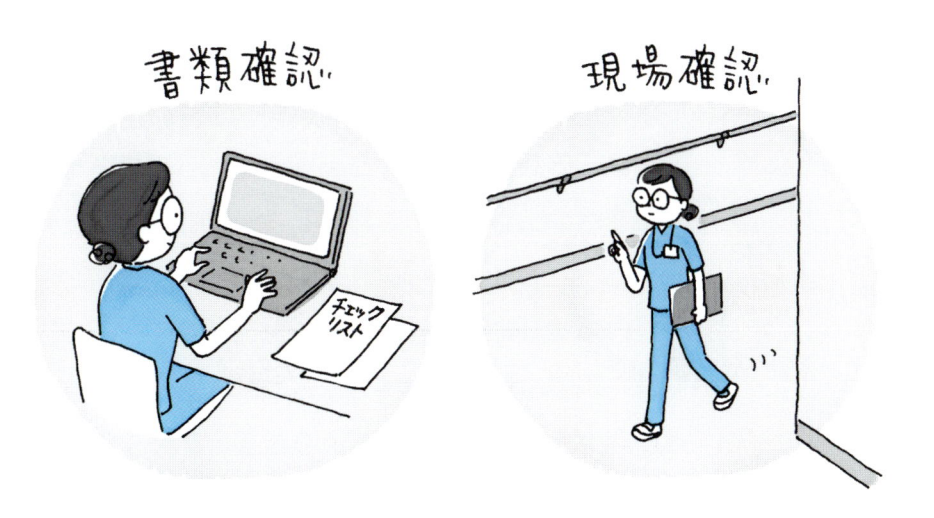

立入検査当日までに書類と現場の再確認をしておこう

　席数は足りているか、誰がどの位置に座るのかなどを事前に把握します。また、立入検査の聞き取りの際は各部門に分かれて対面対応するため、対面対応用のレイアウトと看護部門が座る位置を確認します。持参した書類などは、聞き取りで座る位置に近いところに配置しておくと進行がスムーズになります。また、病院日誌などの確認に電子カルテを使用する場合は、閲覧用のパソコンを2〜3台用意し、操作確認を当日までに行っておきます。

② 書類の確認

　当日は、立入検査で確認される病院内の書類が各担当部門から持ち込まれます。看護部門の対面対応用のレイアウトを確認し、書類を配置します。また、持参した書類に漏れがないかなど、今一度最終確認をしておきます。

③ 当日の流れ

　立入検査当日は、実施担当者（医療監視員）の自己紹介、立入検

査の目的の説明、病院側の担当者のあいさつで始まります。これらは関係者が向き合うかたちで行われます。

　あいさつが終わると、各部門の担当者が聞き取り対応や院内視察対応を行います。対応を行う看護管理者は、看護部門担当の医療監視員とテーブル越しに向かい合い、指定された問いに対し、書類（規程や手順書、名簿、帳票など）を開きながら説明を行います。

　院内視察の際は、病棟の視察と医療安全や感染防止対策の視察などが同時に行われることもあります。あらかじめ各視察の対応者や視察する病棟などを決めておくと、視察がスムーズに行われます。

　また、聞き取りや院内視察の際は、質問や回答などを記録する担当者を配置しておくことも重要です。医療監視員は過去の立入検査における指摘事項や確認事項などを把握して臨んでいる場合が多いため、次回の対応のためにも記録担当者の配置は重要になります。

 引用・参考文献

1）厚生労働省医政局. 医療法第25条第1項の規定に基づく立入検査要綱（令和6年5月）.
https://www.mhlw.go.jp/content/10800000/001259883.pdf（2024年8月閲覧）
2）東京都保健医療局. 病院自主管理チェックリスト（放射線を含む）. 令和6年度病院自主管理チェックリスト.
https://www.hokeniryo.metro.tokyo.lg.jp/iryo/kanri/checklist.html（2024年8月閲覧）
3）厚生労働省保険局医療課長ほか通知. 救急患者の受入れに係る医療法施行規則第10条等の取扱いについて. 平成21年7月21日.
https://www.mhlw.go.jp/web/t_doc?dataId=00tb5852&dataType=1&pageNo=1（2024年8月閲覧）
4）東京都保健医療局. 病院管理の手引. 令和5年3月. 39.
https://www.hokeniryo.metro.tokyo.lg.jp/iryo/kanri/tebiki05.html（2024年8月閲覧）
5）公益社団法人日本看護協会. 看護記録に関する指針. 2018. 5.
https://www.nurse.or.jp/nursing/home/publication/pdf/guideline/nursing_record.pdf（2024年8月閲覧）
6）前掲書4.

2

立入検査当日の対応

社会医療法人仁愛会 浦添総合病院
理事 兼 病院長補佐 兼 看護師確保・定着促進室長
伊藤 智美

- 立入検査当日は、まず書類を確認し、その後に院内視察が行われるという流れが多い
- 看護部門について主に確認されるのは、看護体制、看護に関する業務基準、手順等の整備・活用、病棟等管理である
- 看護現場の院内視察で主に確認される事項は、構造設備の安全性の配慮、医療機器および看護用具の適切な管理、院内の清潔保持といった「病棟等管理」に関する事項である。その他、個人情報保護への配慮や、医薬品の安全管理体制の整備なども確認される

当日の看護部門の流れ

立入検査当日の看護部門については、手順書や帳票などの確認後、院内視察に入るという流れが多いと思われます。手順書や帳票などに不備が認められた場合は、院内視察でその具体的な対応の確認があります。

聞き取り時の主な確認事項

各項目に対する質問に対し、手順書や帳票などの根拠となる資料

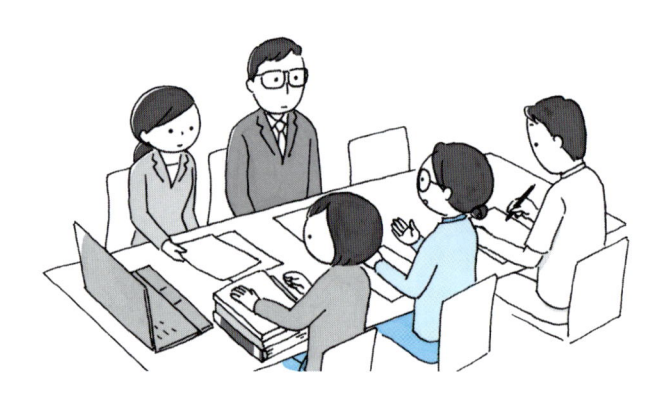

を用いて説明していきます。基本的には聞き取り時の対応は2名以上で行い、説明者と資料展開の準備をする者を配置しておくと対応がスムーズになります。看護部門について主に確認される事項は、第3章-1、124ページの「看護体制・病棟管理」の①看護体制、②看護に関する業務基準、手順等の整備・活用、③病棟等管理です。

① 看護体制

看護体制については、病院日誌などにより各病棟の病床数、看護師の配置人数、外来患者数、外来看護師配置数などが確認されます。とくに病院日誌では、各病棟の入院患者数を数カ月分ランダムにチェックし、病床定数を超える日がないか確認されます。

◆ 定数を超える病床利用がある場合

地域の救急医療体制の事情により病床定数を超える日がある場合は、その利用が許可病床数の5%未満であるか、病床定数を超えて病床を利用している時間がどれくらいか（常態化していないか）などをカルテから確認されます。そして院内視察の際には、定数を超えて病床を利用する場合の場所の確認があります。基本的に「病室

であること」とされているので、そこが病室に値する場所であるか、ナースコールなどの設置はどうか、看護師が観察などが行える場所かなどについて確認されます。

　地域の医療事情などから病床定数を超える運用が想定される場合は、許可病床の場所とは別にあらかじめ定数超過分の患者を受け入れる場所を決めておき、有事の対応に備えることが大切です。ただし、常態化しないためにも、日頃からベッドなどを常時配置しておくことは望ましくないとされています。また、当該状況が発生した旨は病院日誌などに記載して病院として対応していることを示し、健全な運営に組織的に取り組んでいくことが重要です。

✎ 夜間救急体制

　夜間救急体制については、ランダムに病院日誌などでそれぞれの救急機能などに応じた看護師の配置人数、1日の受診者数や救急車搬入台数などが確認されます。とくに受診の多い時間帯や曜日、どのような疾患が多いかなどの質問がされます。

　また、体制においては、初期対応手順などの書類の確認がされます。たとえば発熱患者の受診が多い病院では、初期対応手順に発熱患者対応の手順が記載してあるか、小児の受診が多い病院では、小児に対する初期対応の流れなどがあらかじめ決められているかなどの確認がされます。

　夜間は勤務者だけでは対応できない場合も多く、たとえば緊急手術が発生した場合の連絡体制などが整備されているか、連絡表や取り決め事項が記載されている書類も確認されます。

✎ 看護師の資質の向上への取り組み

　看護体制では、組織的に看護師の資質の向上に取り組むことも求められています。看護師の院内外の研修計画や研修参加実績、研修参加報告などについて、それぞれの資料で確認がなされます。該当

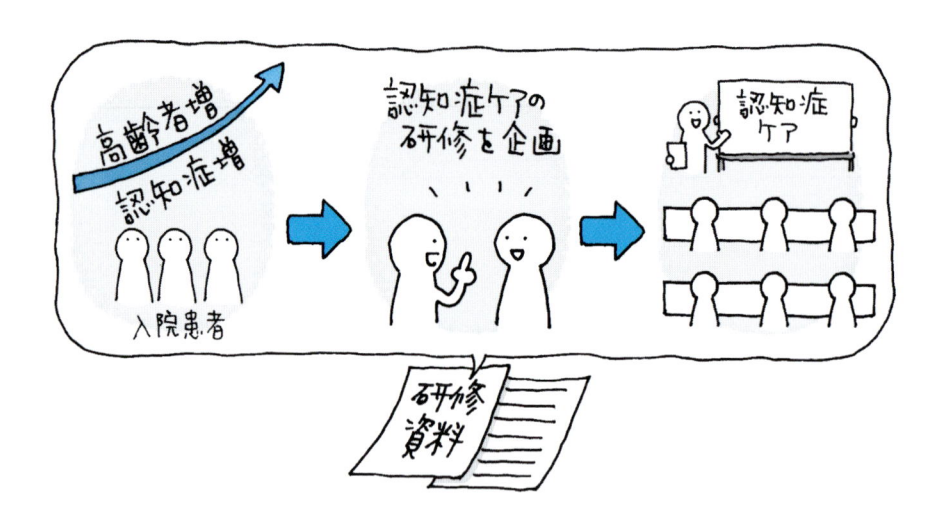

自院の状況を踏まえた研修を企画・実施していることがわかる研修資料が望ましい

資料には、自院の看護師の看護実践などの状況を踏まえてどのような研修内容を企画・実施しているか、また、看護職員が研修に参加したことで看護の質向上へと意識が高まっていることがわかるような記載があると望ましいです。たとえば、高齢者の入院が増えつつあるという背景を踏まえて、認知症ケア加算の届出をしていない場合であっても認知症ケアに関する研修を企画・運営し、多くの看護師が参加しているなどの実績はよい例です。また、研修のテーマや内容は定期的に見直しがされていることも重要です。聞き取りにおいては、看護師に対して組織的に研修などを実施し、看護師の資質の向上に努めていることを伝えていきましょう。

② 看護に関する業務基準、手順等の整備・活用

　看護に関する職種である、看護師・准看護師・助産師・看護補助者の業務内容が記載されている職務規定などの書類が確認されます。とくに昨今のタスク・シフト/シェア推進の流れを受けて、看護師および看護補助者に対する業務範囲をどのように規定している

かが重要になります。

　また、それらの規定などをもとにした業務手順書の確認もあります。看護師の場合は、静脈路確保の手順書、院内研修の内容や参加実績などが記載されていることを書類で確認されます。看護補助者の場合は、清潔ケアや食事介助、移動・移乗介助の手順書などの内容が整備されているかの確認がされます。また、必要によっては、それらの手順を習得するための研修内容や参加実績などの書類も確認されます。

　特定行為研修を修了した看護師が勤務している場合は、その行為区分や修了証、知識や技術の評価、活動内容やその記録の確認があります。場合によっては院内視察で、看護補助者や特定行為研修修了者に業務内容などについて直接質問されることもあります。

③ 病棟等管理

　病棟等管理においては、構造設備の安全性の配慮、医療機器および看護用具の適切な管理、院内の清潔保持について、主に院内視察で確認がされます。

● 院内視察対応

　看護現場の院内視察においては、前述した病棟等管理に関する事項などの実施状況が確認されます。

✎ 構造設備の安全性の配慮

　構造設備の安全性の配慮に関しては、廊下はベッドや車椅子などがすれ違うことができる幅が必要なため、廊下に物が常用的に置かれていないかなどが確認されます。また、廊下の手すりは患者が安

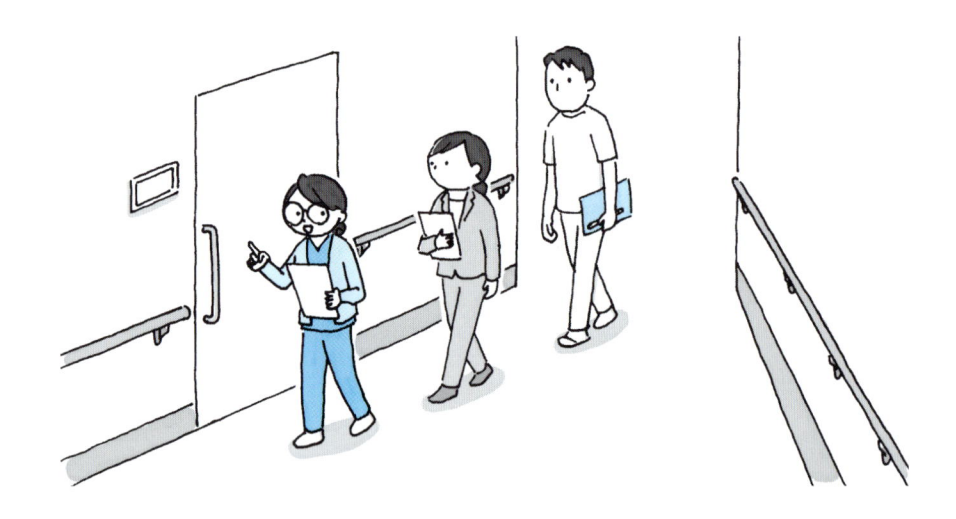

全に移動するために必要なものであるため、そこに障害物がないか
などのチェックもあります。トイレや浴室についても患者が安全に
使用するための手すりの設置状況の確認があります。また、病室は
患者のベッド周りに障害物などがなく安全な療養環境であるか、患
者ごとにナースコールが設置されているかなどが確認されます。そ
の際、ベッド柵は患者の状態によって2〜3点設置などの対応がさ
れているかなどの確認もあります。夜間照明の確認もあり、ベッド
サイドの照明の設置や廊下灯の設置、機能状況などがチェックされ
ます。

医療機器および看護用具の適切な管理

　医療機器および看護用具の適切な管理としては、ストレッチャー
や車椅子、歩行器などの配置状況や台数、清掃状態、定期点検など
が記載されている帳簿が確認されます。また、診療材料や滅菌物の
保管場所の整理状況、使用期限の管理の実際についても院内視察で
確認されます。医療機器・看護用品の洗浄・消毒・乾燥の手順書な
どの確認もあります。

✎ 院内の清潔保持

　院内の清潔保持では、病室の清掃頻度や水周り（手洗い場、流し台、トイレ、浴室など）の清掃確認が行われます。流し台周辺の水たまりは感染源となる危険性があるため、常に乾燥した状態が保たれた清潔な状況であるかが重要となります。また、水回り周辺の床の水はけが悪い場合は転倒などのリスクもあるため、常に乾燥した状態が保たれているかについて確認されます。

　病衣や寝具の保管については、使用前は扉のついた清潔な場所で保管・管理しているかの確認があります。患者の肌に触れるオムツなどについても同様に保管状況を確認されます。

　医療廃棄物の管理では、廃棄物の分別の種類や分別ボックスなどの表示の確認がされます。また、感染性廃棄物や使用済みの病衣・寝具などは患者の手の届かない場所での保管が必要なため、病棟内で一時保管する場合は鍵付きの場所で保管されているかが確認されます。

　手洗い場については、使用用途により清潔および不潔の区別がされているかの確認があります。基本的に病棟内での一次洗浄がないことが望ましいですが、一次洗浄を行っている場合は、患者に使用した口腔ケア物品などの洗浄場と手洗い場は区別して使用していること、またその表示があるかも確認されます。患者の排泄物の処理については、汚物を処理し、使用した尿器などをすみやかに洗浄・乾燥できるような配置などになっているかの確認があります。尿器などの使用において、使用済みと未使用が混在しないような配置状況であるかも確認されます。

✎ 個人情報保護への配慮

　「病棟等管理」以外の項目としては、チェックリストⅢ「個人情報取扱関係」についても実施状況が確認されます。個人情報保護へ

の配慮については、病室の入口に患者氏名がどのように表示されているか、表示を希望しない患者への対応をどのようにしているかなどが確認されます。

🔖 医薬品の安全管理体制の整備

その他、「医薬品の安全管理体制の整備」として、医薬品の保管や管理状況などについても確認があります。麻薬や向精神薬の管理状況やそのほかの病棟常備薬の管理については、管理台帳などで確認されます。とくに麻薬金庫は、台帳と薬剤数の照合だけでなく、麻薬以外の物が入っていないか、鍵の管理は適切かなども確認されます。また、薬剤を扱う注射台の整理整頓状況や清掃管理状況などの確認もあります。そのほか、救急カートに常備されている物品や薬品などの内容や点検記録を帳簿で確認されます。

立入検査の終了

立入検査が一通り終了すると、医療監視員から口頭で講評が伝えられます。その際に指摘事項も伝えられます。より重要な指摘事項については、後日文書による指摘が行われます。状況によっては改善策をまとめた書類の提出や、改善状況の再視察が行われる場合もあります。

3 立入検査での指摘事項への対応と日常での注意事項

社会医療法人仁愛会 浦添総合病院
理事 兼 病院長補佐 兼 看護師確保・定着促進室長
伊藤 智美

- 立入検査において指摘された事項は、速やかに改善に向けた対策を検討し実施する
- 対策を検討・実施する担当部署を明確にし、関連部署と協力して改善することが重要
- 病院運営の基本事項が確実に実施されているかについて、自己チェックを行う体制や他部署との相互チェックを行う体制を整備する

指摘事項があった場合の対応

　立入検査で指摘された事項は、すぐに院内で改善に向けた対策を検討し実施することが重要です。その際、たとえば車椅子の配置状況と点検簿の管理に不備があったような場合は看護部内で解決できますが、院内の清掃保持においては委託している清掃業者へ業務の新規依頼もしくは改善依頼が必要になる場合もあります。指摘事項に対して対策を検討・実施する担当部署を明確にし、関連部署と協力しつつ速やかに改善しましょう。

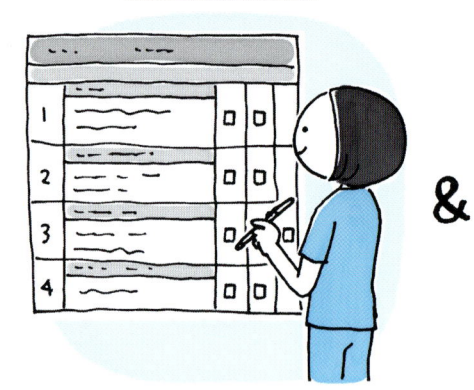

自己チェック

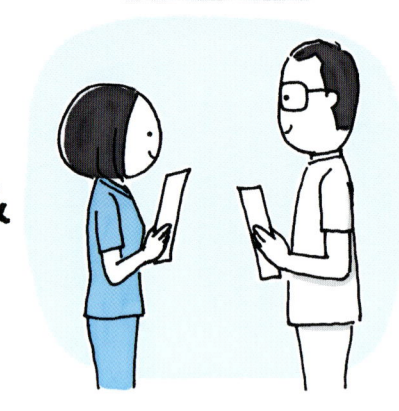

相互チェック

院内におけるチェック体制を構築する

　立入検査で確認される内容は、医療法に基づく病院運営の基本事項です。日頃からこれらの基本事項が確実に実施されているかについて、内部監査を実施するなど、院内においても確認を行う仕組みや体制があることが望ましいといえます。

　実際に当院では、監査部門が年1回、チェックリストを用いて各部署に自己チェックを実施させるとともに、監査部門の他者チェックも行っています。

　監査部門の設置が難しい場合でも、自己チェックを行う体制や他部署との相互チェックを行う体制があれば、本番の立入検査も慌てることなく迎えることができます。そしてそのような体制を整備することは、安全・安心な医療提供にもつながります。

立入検査　事例①

医療安全に関する事項の見直し

京都大原記念病院グループ 看護介護部長

中島 美代子

- 新しいリスクマネジャーの就任を機に、立入検査の準備として病院の医療安全管理機能の見直しを行った
- 「医療安全管理体制の確保」に関する項目の自主点検を実施し、書類の修正や準備を行い、明確になった課題に対応した
- 見直しを行い、必要書類を整えたことで、医療安全管理者の役割・機能が明確になった

医療安全管理機能の見直しのきっかけ

　筆者は、新型コロナウイルス感染症（以下、新型コロナ）の流行開始とともに京都大原記念病院（以下、当院）に着任しました。以降3年間は、新興感染症という未知の出来事への対応に右往左往する毎日でした。そして、2023年5月に新型コロナが2類から5類へと引き下げられたことにより、2024年3月に3年ぶりに京都市の立入検査が対面で行われることになりました。医療安全管理責任者であった看護師長の退職に伴い、新任のリスクマネジャーが立入検査の対応をすることになりました。そこでこの機会に、病院の医療安全管理機能を見直すことにしました。

立入検査までの準備

立入検査に対応する新任のリスクマネジャーに不安そうな様子が見られたので、医療安全管理の機能と活動を整理することから始めました。

① 調査票に沿った自主点検の実施

立入検査の各調査票は、京都市のウェブサイト「医療法第25条第1項の規定に基づく立入検査について」[1] 上に検査資料として掲載されています。「各調査票」内の「医療の安全管理に関する調査票」の「1. 医療安全管理体制の確保」に掲載されている、1)医療に係る安全管理のための指針 2)医療安全管理委員会 3)医療に係る安全管理のための研修について 4)事故等（ヒヤリハット）報告制度についての4項目の確認を行いました（**表1**）。振り返りは厚生労働省が提示している「医療法第25条第1項の規定に基づく立入検査要綱」（以下、要綱）の検査基準[2] に沿って行いました。

1) 医療に係る安全管理のための指針

要綱では、「医療に係る安全管理のための指針」には、**表2**（150ページ）にあげる8項目を明記してあることとしています。そこでまずは、指針の中にこれらが明記されているかを確認しました。そして当院の基本方針を医療安全対策委員会で改めて検討し、経営会議で承認を得て修正しました。

2) 医療安全管理委員会

医療安全管理委員会（当院は「医療安全対策委員会」）について、要綱には**表3**（151ページ）のようにあります。これにのっとり、委員会設置の目的、組織図、委員構成、会議の開催、会議の運

表1 医療の安全管理に関する調査票

1. 医療安全管理体制の確保

1) 医療に係る安全管理のための指針
2) 医療安全管理委員会
3) 医療に係る安全管理のための研修について
4) 事故等（ヒヤリハット）報告制度について

ここに着目

5) 「医療安全管理責任者」を配置している
6) 「安全管理部門」を設置している
7) 「患者相談窓口」

5)〜7)は特定機能病院および臨床研修病院の調査項目

8) 医療事故調査制度について
9) 特定機能病院および事故報告病院の調査項目

2. 医薬品の安全管理体制の確保

1) 「医薬品安全管理責任者」を配置している
2) 従業者に対する医薬品の安全使用のための研修を実施している

3. 医療機器の安全管理体制の確保

1) 「医療機器安全管理責任者」を配置している
2) 医療機器の安全使用のための研修
3) 保守点検計画
4) 医療機器安全管理責任者は、添付文書、取り扱い説明書などの医療機器の安全使用・保守点検に関する情報を整理し、その管理を行っている
5) 医療機器安全管理責任者は、不具合情報や安全性情報などの医療機器の安全使用のために必要な情報を収集し、従業者に適切に周知している
6) 医療機器安全管理責任者は、自らが管理している医療機器の不具合や健康被害などに関する情報を収集するとともに、病院管理者に報告している
7) 医療機器について保健衛生上の危害の発生または拡大を防止するため必要があると認める不具合などの発生を知った場合は、報告義務があることに留意している
8) 医療機器安全管理責任者は、医療機器の安全使用のために必要な情報の収集および医療機器の安全使用を目的とした改善のための対策を講じている
9) 高難度新規医療技術、未承認新規医薬品などを用いた医療提供に関する必要な措置を講ずるよう努めている

4. その他

1) 診療報酬上の対策加算を設定している
2) 医療安全対策に関連してこの1年間で新たに取り組まれたこと

文献1を参考に筆者作成

表2 「医療に係る安全管理のための指針」に明記する項目

	項　目	備　考
①	当該病院などにおける安全管理に関する基本的考え方	
②	医療安全管理委員会、その他の当該病院などの組織に関する基本的事項	
③	従業者に対する医療に係る安全管理のための研修に関する基本方針	
④	当該病院などにおける事故報告などの医療に係る安全の確保を目的とした改善のための方策に関する基本方針	
⑤	医療事故等発生時の対応に関する基本方針	医療安全管理委員会に報告すべき事例の範囲、報告手順を含む
⑥	医療従事者と患者との間の情報の共有に関する基本方針	患者などに対する当該指針の閲覧に関する基本方針を含む
⑦	患者からの相談への対応に関する基本方針	
⑧	その他医療安全の推進のために必要な基本方針	高難度新規医療技術を用いた医療を提供する場合には、関係学会から示される「高難度新規医療技術の導入を検討するに当たっての基本的な考え方」やガイドラインなどを参考に実施することを含む。なお、関係学会による「高難度新規医療技術の導入を検討するに当たっての基本的な考え方」は別途示すこととする

文献2を参考に筆者作成

営および委員会の活動について見直しを実施しました。

✎ 3）医療に係る安全管理のための研修について

　要綱では、「医療に係る安全管理のため、従業者の医療の安全に関する意識、他の従業者と相互に連携して業務を行うことについての認識、業務を安全に行うための技能の向上などを目的として、医療に係る安全管理のための基本的な事項および具体的な方策についての職員研修を実施すること」[2] とあります。またその研修に関し

表3 医療安全管理委員会の設置および業務の実施[2]

- ・医療安全管理委員会とは、当該病院などにおける安全管理の体制の確保および推進のために設けるものであり、各部門の安全管理のための責任者などで構成されるものであること。また、医療安全管理委員会の管理および運営に関する規程が定められており、医療安全管理委員会が月1回程度開催されるとともに、重大な問題が発生した場合は適宜開催されること。

- ・その他の医療に係る安全管理のための業務には、重要な検討内容について、患者への対応状況を含め管理者へ報告することを含むものであること。

- ・原因の究明のための調査および分析は、客観的な事実から構造的な原因を分析するものであり、個人の責任追及を行うものではないことに留意すること。

- ・医療に係る安全の確保を目的とした改善のための方策の立案および実施ならびに従業者への周知とは、当該病院などの組織としての改善のための方策を企画立案および実施し、当該病院などにおいてこれらの情報を共有するものであること。また、改善のための方策については、背景要因および根本原因を分析し検討された効果的な再発防止策などを含むものであること。

- ・改善のための方策の実施の状況の調査および必要に応じた当該方策の見直しとは、同様の事故などの発生状況の確認や、医療安全管理委員会の構成員が定期的に関係部署の巡回を行うなどをして調査を行い、必要に応じて医療安全の知見に基づいた見直しを行うものであること。

ては、「具体的な事例などを取り上げ、職種横断的に行うもの」「年2回程度定期的に開催するほか、必要に応じて開催すること。また、研修の実施内容（開催または受講日時、出席者、研修項目）について記録すること」[2] とあります。

　当院では年2回の医療安全定期研修と、インシデント・アクシデントの事例に応じた臨時研修を行っています。これを年間計画および実施書の中に明記しました。

令和5年度　医療安全対策委員会　活動計画及び実績

目的
　1 各部署におけるインシデント・アクシデント報告の分析・対策立案
　2 各部署における職員の再発防止に対する教育
　3 マニュアルの整備、医療安全対策の実施

目標
　1 インシデント・アクシデント報告の分析をし、対策を効果的に実践する
　2 発生した事故の周知に努め、注意喚起活動を促進する。（委員会報）
　3 医療安全マニュアルの追加・修正などの見直しを図り、実践に即したマニュアルを作成、周知する

委員会		4月	5月	6月	7月	8月	9月	10月	11月	12月	1月	2月	3月
計画	会議						上半期のまとめ					1年のまとめ	次年度目標・計画立案
		インシデントアクシデント報告.3b以上の分析検討	インシデントアクシデント報告.3b以上の分析検討	インシデントアクシデント報告.3b以上の分析検討	インシデントアクシデント報告.3b以上の分析検討	インシデントアクシデント報告.3b以上の分析検討	インシデントアクシデント報告.3b以上の分析検討	インシデントアクシデント報告.3b以上の分析検討	インシデントアクシデント報告.3b以上の分析検討	インシデントアクシデント報告.3b以上の分析検討	インシデントアクシデント報告.3b以上の分析検討	インシデントアクシデント報告.3b以上の分析検討	インシデントアクシデント報告.3b以上の分析検討
	活動	マニュアル見直し		事故発生時対応マニュアル➡緊急連絡網		ヒヤリハット➡患者間違いに関する方法		転倒・転落➡転倒対策いろいろ					
	研修	研修①		研修準備の進捗状況の確認と周知事項の共有	⇒	研修②		研修準備の進捗状況の確認と周知事項の共有	⇒	研修③			
	院内ラウンド			○		○		○		○			
	司会	○○○	△△△	×××	□□□	●●●	▼▼▼	◆◆◆	○○○	△△△	×××	□□□	●●●
	書記	△△△	×××	□□□	●●●	▼▼▼	◆◆◆	○○○	△△△	×××	□□□	●●●	▼▼▼
実施	会議及び活動	委員メンバー顔合わせ。今年度の目標と活動計画の共有		院内ラウンド（薬局・X-P）⇒ラウンドする部署:A棟、B棟、栄養課、検査	院内ラウンド（医事課・栄養課）⇒ラウンドする部署:B棟、薬局、事務		院内ラウンド(4A)⇒ラウンドする部署:B棟、栄養課、リハビリ		院内ラウンド(3B・2B)⇒A棟、リハビリ、事務		院内ラウンド(リハビリ)⇒ラウンドする部署:事務、薬局、栄養課	年間まとめ	次年度に向けて
						緊急連絡網の改定	ヒヤリハット報告書の変更データ集計表フォーマットの変更				医療安全NEWSの発信		
		データ収集・分析	データ収集・分析	データ収集・分析	データ収集・分析	データ収集・分析	データ収集・分析	データ収集・分析	データ収集・分析	データ収集・分析	データ収集・分析	データ収集・分析	データ収集・分析
	研修	研修①医薬品の正しい取り扱い（危険薬・常備薬）	研修報告書作成	研修②③企画書作成	研修準備臨時研修「ネットリテラシー」	研修②「危険予知トレーニング」	研修報告書作成	研修準備	研修③「回リハ病棟における急変時対応」	研修報告書作成			次年度研修①企画書作成
	院内ラウンド			○	○		○		○		○		

図1 当院の年間研修計画・実施書の例

研修報告書			企画者:医療安全対策委員会

院長	事務部長	看護介護部長	リハビリテーション部長
㊞	㊞	㊞	㊞

研修会名	医療安全管理研修
テーマ	危険予知トレーニング（KYT）
研修目的	医療安全対策に不可欠なKYTの意義を知り、インシデント・アクシデント予防に役立て、患者により良い医療・ケアを提供することを目的とする
研修目標	①KYTの定義・目的を知る ②KYTの方法を知る ③グループワークを通して療養場面における危険予知と対策を考えることができる
研修日時	2024年〇月〇日（木）　〇月〇日（金）　〇月〇日（火）　いずれも17:30〜18:30
研修場所	研修室 動画配信期間　2024年〇月〇日〜〇月〇日
研修講師	〇〇〇〇
研修対象者	全職員
研修内容	1.KYTとは 2.KYTの方法 3.KYTを実際にやってみよう（GW） 4.発表
評価	KYTを初めて聞いた者もいたが、研修前半で定義・目的・方法を学び、後半のGWでは療養現場の写真を見ながら、積極的に危険な場所・行動を発見しようと取り組んでいた。事務員の参加者たちからは医療職とは異なる発見があり、医療職にとっても危険予知を行ううえで大いに参考になった。参加した全職種が対策について、熱意をもって意見交換をしており、今後、組織横断型チームでインシデント・アクシデント予防に取り組むうえでもコミュニケーションを深めるよい機会になった。

参加人数	対面参加	動画視聴
	〇月〇日 〇人　〇月〇日 〇人　〇月〇日 〇人	〇〇人
参加者計	〇〇人	
報告者		〇〇〇〇

図2 研修報告書の例

　　　そして研修に係る書類は、①年間研修計画・実施書 ②各研修案内書 ③研修資料 ④研修報告書を準備しました。①年間研修計画・実施書としては、「医療安全対策委員会 活動計画及び実績」（**図1**）を準備しました。さらに④研修報告書には、テーマ、目的、目標、日時、場所、講師名、対象者、内容、評価、参加人数などを記載す

表4 事故報告などの医療に係る安全の確保を目的とした改善のための方策 [2]

> ・当該病院などにおける事故報告などの医療に係る安全の確保を目的とした改善のための方策に係る措置は、以下の①から④までに掲げるものを含むこと。
> ①当該病院などにおいて発生した事故などの医療安全管理委員会への報告などを行うこと。なお、特定機能病院または臨床研究中核病院については、医療安全管理部門への報告でも差し支えないものであること。
> ②あらかじめ指針で定められた報告すべき事例の範囲、報告手順などに関する規定に従い事例を収集、分析すること。これにより、当該病院などにおける問題点を把握して、当該病院などの組織としての改善策の企画立案およびその実施状況を評価し、当該病院などにおいてこれらの情報を共有すること。
> ③重大な事故の発生時には、速やかに管理者へ報告すること。また、改善策については、背景要因および根本原因を分析し、検討された効果的な再発防止策などを含むものであること。
> ④事故の報告は診療録や看護記録などに基づき作成すること。

るようにしました（前ページ**図2**）。

🖊 4）事故等（ヒヤリハット）報告制度について

　要綱では、「事故報告などの医療に係る安全の確保を目的とした改善のための方策」として**表4**のように示しています。これにのっとり、①事故発生時の報告フロー ②事例の情報収集・分析 ③自施設の問題点に対する組織としての改善策の企画立案およびその実施と、実施後の評価 ④改善策の周知についてを、「医療に係る安全管理のための指針」の医療事故発生時の対応に関する基本方針の中に明記しました。そして事故発生報告から改善策実施後の評価までをフローチャートにし、事故後の一連の流れと実施すべきことがわかるようにしました。とくに改善策実施後の評価については情報の共有がなされていないことがあったので、医療安全対策委員会を通じ

て情報共有と改善策の周知を実施しました。

　要綱には別項目として「医療事故に係る再発防止策の周知及び遵守」[2] が設けられています。そこに「医療安全対策に関する行政評価・監視＜結果に基づく勧告＞」（平成25年8月30日総務省公表）[3] が紹介されていますので、参考にしてください。

② 立入検査前の書類の準備

　要綱に沿って見直しを行った「医療安全管理体制の確保」に関する書類は、調査票の番号順にファイリングし、準備しました。**表1**の「1．医療安全管理体制の確保」の1）〜4）の4項目について、準備した書類を**表5**（次ページ）に記載します。

● 振り返りで明確になった課題

　医療安全対策は、入院患者の安全を守るという大きな目的があります。その際に「安全を守るがゆえに行き過ぎた身体的拘束で、患者の活動を妨げる、尊厳を傷つけることがあってはならない」が、当院の医療安全対策委員会の方針です。そこで、身体的拘束に関する指針を医療安全管理マニュアルの中にいれ、当院の「臨床倫理指針」の身体的拘束についてと、当院の「認知症ケアマニュアル」の身体的拘束防止対策と齟齬がないようにしました。要綱に沿って医療安全に関する書類と日常的な活動の改善を図ることで、書類も整い、課題も明確になりました。

　たとえば、当院には臨床工学部門はなく、臨床工学技士もいません。そのため、医療機器の保守点検が定期的に行われていない部分がありました。そこで院内のME機器の定数・定位置管理を見直し、ME機器にはすべて保守点検計画と機器の入れ替え計画を立て

表5 「医療安全管理体制の確保」に関する当院の準備書類一式

1) 医療に係る安全管理のための指針
　①安全管理に関する基本的考え方
　②医療安全管理委員会に関する基本的事項
　③安全管理のための研修に関する基本方針
　④事故報告等の安全の確保を目的とした改善策に関する基本方針
　⑤医療事故等発生時の対応に関する基本方針
　⑥医療従事者と患者との間の情報の共有に関する基本方針
　⑦患者からの相談への対応に関する基本方針
　⑧その他医療安全の推進のために必要な基本方針

2) 医療安全対策委員会
　①医療安全対策委員会規定
　②当該年度医療安全対策委員構成
　③当該年度医療安全対策委員会議事録（別綴）

3) 医療安全管理研修
　①年間研修計画・実施書
　②各研修案内書
　③研修資料
　④研修報告書
　⑤参加者名簿
　⑥研修後アンケート結果
　　※研修ごとに綴じる

4) 医療安全の確保を目的とした改善方策
　①事故発生時の報告に関する基準
　②事故発生時の報告フロー
　③事故発生から改善策評価までのフローチャート
　④当該年度インシデント・アクシデント報告書（別綴）
　⑤当該年度医療事故に係るデータ（別綴）

ました。また、患者の転倒が起こった際のインシデント報告書の対策については、報告書を記載した看護師のみか看護チームで検討が行われていました。そこで、看護師・介護職だけで対策を立案する

のではなく、担当の理学療法士・作業療法士にも参加してもらい転倒予防策を検討することにし、その対策内容はカンファレンス記録として電子カルテに記載するようにしました。

表6　当院の感染対策マニュアル改訂の様式

発行日	作成者及び改訂者	改訂内容
2014年〇月〇日	〇〇 〇〇	結核感染防止マニュアルにT-SPOT検査内容を追加。インフルエンザ項目に濃厚接触者に対する予防投与などについて追加
2015年〇月〇日	〇〇 〇〇	疾患別予防策にエボラ出血熱を追加
2015年〇月〇日	〇〇 〇〇	アウトブレイク発生時対応について夜勤帯・休日のフローチャートを追加
2017年〇月〇日	〇〇 〇〇	アウトブレイク発生時対応についてICTへ報告相談するフローチャートへ改訂。血中ウイルス感染症にHIV内容を補足
2017年〇月〇日	〇〇 〇〇	衛生管理マニュアルの一部改訂
2018年〇月〇日	〇〇 〇〇	職員の健康の中にHBV・HCV・HIV内容を追加。感染症分類の風疹の届出時期を改訂。病原性大腸菌O-157を追加
2018年〇月〇日	〇〇 〇〇	環境清拭用ワイプ導入に伴い、清掃業務（環境整備）を改訂
2019年〇月〇日	〇〇 〇〇	針刺し切創事故後フローシートと切創・針刺し事故報告書を改訂。抗菌薬使用基準の一部を改訂し、院内採用薬抗菌薬投与量一覧を追加
2021年〇月〇日	〇〇 〇〇	疾患別予防策に新型コロナウイルス感染症を追加
2023年〇月〇日	〇〇 〇〇	組織図を改訂
2024年〇月〇日	〇〇 〇〇	標準予防策、疾患別予防策などを改訂
2024年〇月〇日	〇〇 〇〇	隔離予防策の内容を追加修正、疾患別予防対策に多剤耐性菌を追加、血液媒介ウイルス感染症の内容を追加修正、結核の内容を追加修正、疥癬の内容を追加修正
2024年〇月〇日	〇〇 〇〇	職業感染関連を担当する人事担当を構成メンバーに追加

立入検査の当日

　新任のリスクマネジャーは、書類や活動内容が整い、医療安全の全体像を理解できたことで緊張感を軽減することができたようです。当日の立入検査では、医療安全に関する指導事項はありませんでしたが、検査中に医療監視員から、医療安全マニュアルの改訂内容がわかる記載方法の工夫について口頭指導を受けました。そこで、当院の感染対策マニュアルの改訂の様式（前ページ**表6**）を用いることにし、いつ、何について改訂したのかがわかるようにしました。

　看護管理者は、医療安全管理に関することをとくに意識することなく日常的に行っています。今回、要綱に沿って自施設の医療安全管理体制を振り返り、必要書類を整えたことで、医療安全管理者の役割・機能が明確になったと思います。医療安全管理の本質は患者の安全を守ることです。医療安全管理体制を整えて、日々、安全管理を実行することができれば、立入検査も直前で慌てることなく日常的な出来事になると思います。

引用・参考文献
1）京都市情報館. 令和6年度医療法第25条第1項の規定に基づく立入検査について. 令和6年度各調査票. 04 医療安全
https://www.city.kyoto.lg.jp/hokenfukushi/page/0000329185.html（2024年8月閲覧）
2）厚生労働省医政局. 医療法第25条第1項の規定に基づく立入検査要綱（令和6年5月）. 34-7.
https://www.mhlw.go.jp/content/10800000/001259883.pdf（2024年8月閲覧）
3）総務省. 医療安全対策に関する行政評価・監視 結果に基づく勧告. 平成25年8月.
https://www.soumu.go.jp/main_content/000245532.pdf（2024年8月閲覧）

索 引

●読者のみなさまへ●

このたびは、本増刊をご購読いただき、誠にありがとうございました。ナーシングビジネス編集室では、今後も皆さまのお役に立つ増刊の刊行を目指してまいります。つきましては、本書に関するご感想・ご提案などがございましたら当編集室（nbusiness@medica.co.jp）までお寄せくださいますよう、お願い申し上げます。

Nursing BUSiNESS チームケア時代を拓く 看護マネジメントカUPマガジン

2024年秋季増刊（通巻259号）

看護管理者必携　いざというときに慌てない
適時調査・立入検査 対策マニュアル

2024年11月10日発行　第1版第1刷
2024年12月10日発行　第1版第2刷

定価（本体2,800円+税）

ISBN978-4-8404-8392-6
乱丁・落丁がありましたらお取り替えいたします。
無断転載を禁ず。

Printed and bound in Japan

編集　　　　ナーシングビジネス編集室
発行人　　　長谷川 翔
編集担当　　稲垣賀恵／利根川智恵
編集協力　　佐藤可奈子
DTP　　　　日経印刷株式会社
本文・表紙デザイン　株式会社アクティナワークス
本文イラスト　赤川ちかこ

発行所　　　株式会社メディカ出版
　　　　　　〒532-8588 大阪市淀川区宮原3-4-30
　　　　　　ニッセイ新大阪ビル16F
　　　　　　編集　TEL 03-5777-2288
　　　　　　お客様センター　TEL 0120-276-115
広告窓口　　総広告代理店　株式会社メディカ・アド
　　　　　　TEL 03-5776-1853

URL https://www.medica.co.jp/
E-mail nbusiness@medica.co.jp
印刷製本　日経印刷株式会社